遯园医案

萧琢如 著

孔祥辉　林　晶　整理

中国中医药出版社
·北　京·

图书在版编目（CIP）数据

遯园医案 / 萧琢如著；孔祥辉，林晶整理 .—北京：中国中医药出版社，2017.11（2023.8 重印）
（中医师承学堂）
ISBN 978－7－5132－4245－5

Ⅰ . ①遯…　Ⅱ . ①萧…　②孔…　③林…　Ⅲ . ①医案—汇编—中国—民国　Ⅳ . ① R249.6

中国版本图书馆 CIP 数据核字（2017）第 113946 号

中国中医药出版社出版
北京经济技术开发区科创十三街 31 号院二区 8 号楼
邮政编码　100176
传真　010-64405721
廊坊市祥丰印刷有限公司印刷
各地新华书店经销

开本 880×1230　1/32　印张 3　字数 53 千字
2017 年 11 月第 1 版　2023 年 8 月第 2 次印刷
书号　ISBN 978－7－5132－4245－5

定价　19.00 元
网址　www.cptcm.com

服务热线　010-64405510
购书热线　010-89535836
维权打假　010-64405753

微信服务号　zgzyycbs
微商城网址　https://kdt.im/LIdUGr
官方微博　http://e.weibo.com/cptcm
天猫旗舰店网址　https://zgzyycbs.tmall.com

如有印装质量问题请与本社出版部联系（010-64405510）
版权专有　侵权必究

作者简介

萧琢如（1857—1927），字伯章，今湖南省涟源市甘溪乡丰瑞村人。17岁中秀才。嫉世俗龌龊，立志于医，始则广览医书，力求博达。后从表兄彭厚生精研《黄帝内经》《伤寒论》《金匮要略》诸古籍。历数年，始临床问诊。尝说："医者，仁术也，不善用之，适足以害人，毫发之间，功罪立判。"其临证时，总以至诚仁爱之心待之。不论贫贱富贵，一视同仁，细心诊察。

萧琢如胸怀大志，锐意振兴中医学，最难能可贵者，当时竟有中西医并举之高见。曾向医界同仁疾呼："凡我同志，亟起直追，一以继先圣千钧一发之遗绪，一以吸收西医各科之专长，行将一跃而立于至高之潮流，执五洲万国医学之牛耳。"毅然发起组织"中华医药联合会湖南部"，并附设翔仁医院于长沙宗圣庙左侧"枣园"。

数十年间，萧琢如每日应诊之余，总是手不释卷，未尝稍懈，临证有得，必建医案备查。著有《医学卮言》《喉科要义》《历代名医方评》《遁园医案》《遁园诗文草》等书。

内容提要

萧琢如《遯园医案》一书于民国十二年（1923年）出版。民国二十九年，该书中之11则医案被收入《全国名医验案汇编》。

萧琢如崇尚仲景学说，临证善用经方，擅用姜附、四逆辈，剂量超常，屡获奇效，其手法与火神派似有渊源。本书辑录其30年所治之疑难验案150余则，其中运用经方收效者达80余则。此外，萧氏临证长于脉诊，于案中可见一斑。书中医案虽未分门别类，但于医理分析深入浅出，于临证颇多益处。

整理说明

一、此次整理以民国十二年初版线装本为底本，旁参湖南省中医药研究所 1960 年整理的《遯园医案》、2000 年湖南科技出版社出版的《湖湘名医典籍精华 · 内科卷》。

二、底本引用《伤寒论》《金匮要略》原文改动甚多，此次整理，保持底本原貌，不另作说明。

三、本次整理，一律使用现代标点符号，需要略加说明的是书名号的使用。书的全名、简名及书名与篇名连用时均用书名号。

四、对难读字句，出注简释音义。注释部分采用注脚的方式。

五、凡底本中明显异体字、繁体字、通假字一律径改为简化字。如钜 jù，同“巨”。

六、凡底本中药名径改为通用名，不予出校。如“牛夕”改为“牛膝”，“虫蜕”改为“蝉蜕”。

由于整理者水平有限，错误之处在所难免，还望方家斧正。

整理者

2016 年 12 月

自 序

古人谓名医同于名相，旨哉言乎！然名相有时而不可为，不欲为，医则听人自取，名不名，唯视其材力心思如何耳。伯章自有知识以来，即侍先君子窃窥古今名医陈编，似有所见，久而披阅愈多，若涉大海，茫无津涯，又顿觉毫无一得，乃吐弃一切，从中表兄厚生彭先生讲求《灵》《素》《伤寒》《金匮》诸古籍，积以岁年，然后叹颜子所谓如有所立卓而者，何旷世同符若此也？由是益肆览唐宋以来方书，是非黑白，灿然目前。若持绳里而裁曲直，若秉权衡而较重轻，莫余欺者。夫仲尼为儒家圣者，仲景则医门之孔子也。窃尝差等历代名医，若者登南阳之堂庑[①]，若者为衙官，若者为走卒，犹恍惚端木氏之得见宗庙也。语云：三代以下尠[②]完人。吾则谓仲景而后无完医，闻者叹为知言。乃犹有肱不经三折，口不饮上池，而亦侈[③]。然著书成巨帙，天下后世，或且从而称述之，则欺世盗名之尤者。或诘之曰：先生医案胡

① 堂庑：屋宇。

② 尠：同“鲜”。

③ 侈：音 chǐ，放纵。

为而作？则应之曰：吾忝附仲景门墙之走卒，傅主人命以应对宾客，乃其职也。医案即传达之日记册，留备他日省览，乌可以已，君其毋误以余为主人翁也。《易》有之，作者之谓圣，述者之谓明。吾之明有限，而古今之病变无穷。述而已矣，作云乎哉！

公元一九二二年夏历壬戌十月朔

遯园萧伯章书于水口山矿局之东轩

凡例

一、此编分上、下两卷，均系删存三十年内经手疑难验案，其寻常者，概从割爱。

二、人异而症案同，取其尤者，余皆删削，以省篇幅。

三、案内受治诸人，有全注姓名者，有但注姓者，亦有姓名俱付阙如者，由于记力不强，并非有所轩轾①，阅者谅之。

四、案中全取成方者，则但注方名；有用古方加减者，则注明加何药，去何药；有杂取而无成方者，则云用某某等药；其有因病势沉重，非轻药所能奏效者，则注明大剂及某药用至若干分量等类，皆实事求是，不敢丝毫欺诈，庶使不知医理者，如遇合症，亦可照案采用。

五、附录并及先人遗案者，亦继志述事之一，不忍以其少而屏弃之。

六、医案外，尚有《喉科要义》二卷、《医学卮言》二卷、《历代名医方评》若干卷、《诗文草》二卷，容俟续订付印，以供阅者。

① 轩轾：原指车子前高后低，喻指高低轻重。

七、此编经同人怂恿付印，不敢自矜一得。其中容有纰缪[1]支离之处，特借以就正高明。如能匡所不逮，毋任欢迎，自当汇识，以俟再版更正。

[1] 纰缪：错误。

目 录

卷上 / 一

卷下 / 四一

先考医案 / 八〇

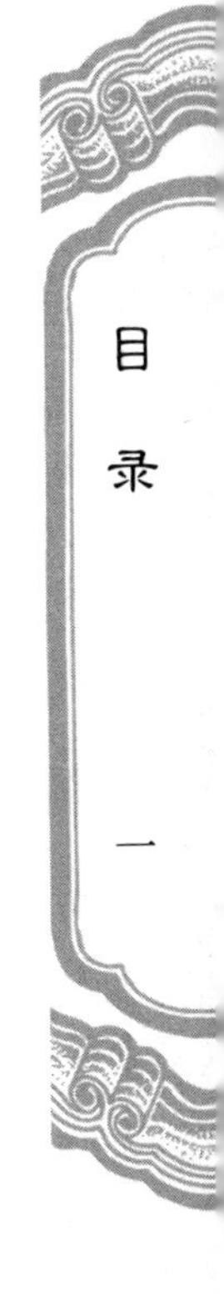

卷 上

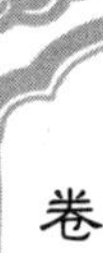

光绪丙申，伯章研究医学已十年矣，恒兢业不敢为人举方，秋杪[1]，舍弟璋如患白喉，又兼泄泻，猝难延医。适章自馆归，诊之，身无寒热，口不渴，舌苔淡白而薄，底面微露鲜红色，小便时清时浊，脉浮涩满指。审由燥气所发，因兼泄泻，始尚犹豫，继乃恍然大悟曰：此肺移热于大肠，病邪自寻去路也。即疏喻氏清燥救肺汤，一剂知，再剂已。嗣表兄彭君厚生暨李勗[2]丞姻丈，以他病同至，章举以相告，彭君拍案大叫曰：非名手莫辨！李公亦深相嘉许。因此踵门[3]求方者，络绎不绝，章亦不能深闭固拒矣。

李君楚枬[4]女，年方十岁，患燥症，红喉转白，服发散药，米饮不入口已数日矣。延余往诊：口渴，身大热，无汗，心烦，夜不安枕，舌无苔，鲜红多刺，幸有浮液，不甚干燥，脉浮大而芤。余曰：此乃燥症误表，挽回甚

① 杪：音 miǎo，指年月季节的最后。

② 勗：音 xù。

③ 踵门：亲自上门。

④ 枬：音 zhān。

难。为疏养阴清肺汤，大剂频服，勉尽人事。次日遍身露红斑，几无完肤。余曰：内邪外出，此生机也。仍守原方大剂加味，每日夜尽三剂，三日而平复，续以养阴方善后。闻愈后半月，发肤爪甲尽脱，燥症误表之为害，有如此者。

李氏子，年十余岁，患干脚气，两足缓纵不能行。医者作风寒治，用五积散，益剧；或作痹症治，亦不效。病在床褥已三月矣。挽余治疗，审视，足不寒热，不红肿，亦不疼痛，舌苔如常人，口不渴，脉沉迟而涩，即照陈修园四物汤加味法，服二十余剂而愈。

李君思澄之侄女懿娟，年甫十二岁，夏历正月初间，得春温症，先是进服表散、温燥等方，大热，大渴，大汗。延诊时，见其热渴异常，脉浮大而芤，身无汗，舌无苔，鲜红多芒刺，心烦不寐，米饮不入，症殊险恶。幸小便尚利，与《伤寒论》所云“小便利者，可治”相合，断为阴未全绝，犹存一线生机。渠家有一老人，尝涉猎医书，亦或为人举方，向余言曰：此症前此服药，不过败毒散等方，皆系普通发散之品，药未必误，而病势如此沉重，殊不可解。余应之曰：后世通行表剂，皆为寒而设，不知此乃春温，仲圣原有忌表明训，奈医者不知，每以通套表药误人，遂至轻者变重，重者即死。毫无觉悟，殊堪痛恨！此症先因误表而大热，大渴，大汗，若当时即进白虎汤大剂救之，尚易痊愈。今唯热渴，犹是白虎汤见症，然如身无汗，则是阳明津液被灼告竭，不能濡润皮肤之症。脉芤心烦，舌无苔而鲜红多芒刺，则病邪已由卫而累及营矣。寇深矣！若之何？反复思量，绝无可以磋商之人。因病者系余女弟子，东家向来深信不疑，即略不辞让，为疏白虎汤去粳米，加西洋参、蕤参[①]、沙参、花粉、生地、天冬、麦冬大剂，少佐栀、连频服，方内生石膏一两，一日夜尽三剂。次日，患者反增出时时恶风症，初疑或兼新感，继审脉息如故，热渴略减，舌色微润，心烦亦少瘥，知其仍是《伤寒论》白虎汤中原有兼症，仲师断不余欺，促其恪守原方，日夜进服。再二日，各症始十愈七八，举家相庆。余亦私幸此药幸胜病，免遭妄议，否则是非黑白，伊谁辨别！又窃喜病家坚信，不摇旁议，故得尽挽回手段，克[②]奏肤功。否则虽有圣智，无能为役。嗣后减轻分量，再进甘寒养阴药饵，不犯一毫温燥，计三十余剂，各恙悉捐。唯如云之鬓发，手一抹而盈握，浅者纷纷堕地，皮肤飞屑，如蛇脱然，驯至手足爪甲，亦次第脱尽，久而复生。可见温病误表，真杀人不用刀矣，而世乃竟有行医至老，不知温病为何症者，谓之何哉？

从母邓孺人，年五十时，因嫁女积劳，忽患类中风症，满面青暗，痰涎如潮，从口奔流，顷刻盈盆，手足

---

① 蕤参：玉竹。

② 克：能。

不仁，精神恍惚，遍体津津汗出，医者用参、芪、归、地等药，病日剧。余闻，自馆归，诊之，脉浮大而缓，按之无神，即告其家人曰：病系阴寒大症，非大剂干姜、乌、附辛热之品，不克挽救。因所现各症，显系阴霾滔天，阳光将熄之候，若服归、地等药，是以水济水也。即参、芪亦不可用，因其柔润多液，难免不助纣为虐。故仲师回阳方中，每屏除不用，是其明证。即疏真武汤，嘱其不避晨夜，频频多服，或有转机。奈其家人以与前药大异，又非世俗所谓补药，狐疑不决，余再三逼令进服，始勉强煎服少许。次晨病如故，余即改用黑锡丹。至夜分，两次吞服计百粒，分量约三钱，其明日晨后询知痰涎已不上涌，汗不出，脉亦略平。足见黑锡丹之功效，神而且速。余正拟用通脉四逆汤再送服若干，必可转危为安。适延先此主方老人至，谓痰涎任其涌出为善，不宜引之内返，致留邪为患，疏方仍主参、芪、归、地。病家因其年老，阅历既多，方必不错，敬谨信服，且谓黑锡丹多系峻药，断难再服。余以年辈不敌，虽具热肠，奈孤掌难鸣，只得忍俊而去。嗣闻痰涎复如潮涌，神思日益昏愦，不旬日而没，惜哉！后以方证质之彭君厚生，即奋立大言曰：冤哉，黑锡丹！使当日我能赴诊，必保无虞。随又转告余曰：勉之毋怠，从古名医之被冤者何限，此特其一端耳！为医者但当尽其在我而已。余唯唯称善而退。

从伯母周孺人，躯干硕伟而肥，年七十时，患类中风症。四肢不仁，潮热，身微汗，面色青滞，时时震动，咳嗽多痰，语言艰阻，脉浮大而缓。适余自馆归，趋候起居。其子鲁卿兄，素业医，年逾五十，欢迎就诊，诸从姊五人，先后归宁，咸聚一室，叩余病势能否挽救，请为立方，医药各费均由我姊妹担任，不以何问。余应之曰：可治。但此当由鲁兄作主，余虽有妙方，恐未必信任，即信亦断不坚，恐中道变更，功败垂成，事终无济，谁任其咎？鲁兄闻言，即从外跃而入曰：老弟谓此等大病，可以治愈，岂非神仙下凡？吾为人治病已三十年，即某老者年将七十，生平阅历极多，都未见有痊愈者。如本家某前辈、某女前辈，皆老弟所目击，虽不即死，恒痿废数年或十余年而死。况吾母年已七十，较各前辈之年五十或六十岁而遘[①]疾者尤当重视，老弟乃轻易言之，岂非欺人！吾因鲁兄盛气相加，乃徐徐答复曰：老兄所言，丝毫不爽，但是古今以来，方书所载疾病，若者死，若者可治，除南阳圣训成为铁案外，其余多未可据为定论。老兄习而不察，唯执所亲历、所目睹者断之，则失之远矣。弟近来博考医书，间或为人主方，窃恐为晋唐以来方书所欺，弃短取长，非无一二心得处。现在伯母所患各症，弟谓可以望愈者，心中确有几分把握，非一味鲁莽，但不得老兄真诚认可，又不为

①遘：音gòu，遭遇。

旁人所摇惑，弟亦不敢着手。言次，适七十老者从伯父放亭公入，询知各情，即命鲁兄曰：凡人疾病，总以能治愈为贵。况于父母，尔母之恙，尔自问不能救治，正当博访高明，勉图万一。今琢毅然任治，医药费又不尔问，即当专诚请其定方，徐希后效，尚何争执之有！于是举家欢悦，鲁兄亦欣然命纸笔属余主方，自矢不参异议。余以馆事未便久延，立疏两方：第一方系黄芪五物汤加二陈降痰等药，先服三剂；第二方即六君子汤加姜、附等味大剂。因告鲁兄曰：方内凡温补品，可以择宜加入，唯熟地切不可沾唇。并嘱其家人晨夜煎服尽三剂，少必两剂，许以守服两旬必愈。果如期而平复。愈后十年，算逾八秩，以他疾终。嗣后此症经鲁兄治愈者极多，辄一一告余，自鸣得意，亦殊悔觉悟之不早。今录此案，恨不起鲁兄而质证之。

先母彭孺人，年六十至七十时，先后两次患类中风症，与先伯母周孺人所患相同，皆以上方获瘳。此外救愈者甚多，以方证大同小异，兹不赘云。

从兄鲁卿之孙女，时方乳抱，先一日身露微热，次日即患惊风。适鲁兄应戚友召他往，促余就诊。为疏小柴胡汤去参，加桂尖、黄连，一服而瘳。其明日又促余更方，鲁正回家，询知服方如此神效，即惊问曰：老弟昨方，从何处得来？愚兄向遇此等症，总难痊愈，即某老人家，亦未见有治愈者。弟昨方与风症毫无关系，何以神效若此？余笑应之曰：老兄向来对于此等症，毋乃都认作虚寒乎？即某老人家，大抵亦堕此弊。鲁兄曰：未必都认作虚寒，而芩、连等药，每相戒不敢用。余曰：不论大人、小儿，一遇风疾，即当辨明寒热，方能着手。譬如大地之风，南风热，北风寒，妇孺咸知，为医者何得囫囵蹒跚，不究来源，仅以通套祛风药了事耶。鲁兄曰：然则老弟所用之方，概不取祛风药乎？余曰：凡病必究其源，审知风自热来，非仅芩、连应用，即硝、黄亦为要药；若风从寒来，则萸、桂、姜、附，皆所必需。有如水泉，塞其源则流自息，尚可取钩藤、蝉蜕、僵蚕、全蝎辈之泛泛耶。鲁兄又曰：然则老弟所用古方，祛热风者何若？祛寒风者何若？愿详言之。余曰：祛热风方，如《伤寒论》泻心汤、黄连阿胶汤、黄芩汤、白虎汤；《金匮》风引汤、白头翁汤，皆可取用。祛寒风，则《伤寒论》理中汤、四逆汤、吴茱萸汤、当归四逆汤；《金匮》附子粳米汤、乌头桂枝汤、大黄附子汤，皆可取用。得其意而变通之，法外有法，方外有方，非可以楮[①]墨尽也。鲁兄唯唯称善而退。嗣后鲁兄凡遇风症，屏绝向来沿用套药，每用以上诸方治疗，叹为神效。常因疑难症，不惮踵门虚心下问，计鲁兄死时，年才七十，使天再假以年，其进步讵有涯涘[②]。而余两人日得以戴白老兄弟谈

① 楮：纸的代称。

② 涯涘：边际。

医为乐，岂非人身幸福，回念往事，不禁感慨系之矣！

余在李芹芳别墅教授时，其戚彭君禄德，年六十矣，素有哮症，日甚一日，平日俭啬，不肯服药，后益剧。挽余诊之，脉三五不调，知其不治，姑以平剂予之。阅数日，晨后延他医诊治，谓脉甚善，断无他误。并告余，促复诊，余却之。奈主人守候甚殷，强应之。见其病症如故，毫无善状，切脉果三部调和，大异前日，心念六脉相会，死在即日。诊毕，旁人究问若何？余答曰：脉固佳，然而余不能立方。主人曰：脉既佳，当可不死，何却之坚也？余曰：此中妙理，一言难尽，且俟明日再商，若必服药，可暂用独参汤。主人以余之坚决，即用他医药方，至其晚二更而殁。甚矣，脉之欺人也！然在高明，则无虑此。

余戚李君寿彭之内政萧氏，素孱弱善病，驯至日夜咳嗽，潮热自汗，夜不安枕，脉微数不可按指。延余治疗，知其不治，再三辞却不可。一日脉露雀啄[①]形，遂直告之曰：疾万无瘳理，且命在数日，速备肩舆[②]送余回。主人犹不许，乃嘱其赶用关东鹿茸三钱、丽参三钱，蒸服。次早，脉略平，不见雀啄形，但无神耳，晨后余辞去。李家离余家仅十数里，嗣闻延医满座，谓脉非死象，

① 雀啄：指脉在筋肉间，连连数急，如雀啄食之状，此为脾的真脏脉，预示脾胃之气将绝。

② 肩舆：音 jiān yú，即轿子。

反以余言雀啄为非，许以可治。岂知余去未二日而殁。窃谓脉既雀啄，以服参、茸而暂平，即上案所云会脉之类，如灯光回焰，顷刻即熄，医者不知而为所欺，亦不考究之甚也！

从叔多昌，当四十余岁时，初患大便不利，医者每以滋润药服之，久之小便亦不利，肚腹饱胀渐上，胸隔亦痞满不舒，饮食不入，时时欲呕，前后服药已数月，疾益剧。最后有一医谓当重用硝、黄大下，连进三剂，大小便亦闭塞不通，身体亦困疲不支。余适自馆归，两家距离半里许，促往诊。见其面色惨晦，骨瘦，起居甚艰，舌苔厚而灰白，切脉沉迟而紧。呼余告曰：自得疾以来，医药屡更，而势转殆，吾其不起矣！即命家人将先后服方逐一送阅。余曰：药均大错，幸而最后所服硝、黄未至腹痛泄泻，否则必无今日，然而危矣！多叔骇问曰：药乃如此错乎！当疾初起时，非但医以为火，余心中亦自以为火，有火服硝、黄正是对病下药，未泄泻者，窃疑药力未到耳。余笑曰：否否，此症药与病反，诸医无一知者，何怪老叔迄今图之，病虽危险，尚有方救，但恐老叔不能坚信，摇于旁议，中道变更，反使余代他人受过，则不敢举方，以于事无济也。多叔曰：吾自分死矣，他医之方，试之殆遍，今尔为吾立方，不论何药，死亦甘休，断不致听他人异议，在他人亦从何置议？遂疏方：乌附一两五钱，北姜一两五钱，老生姜一两，粉

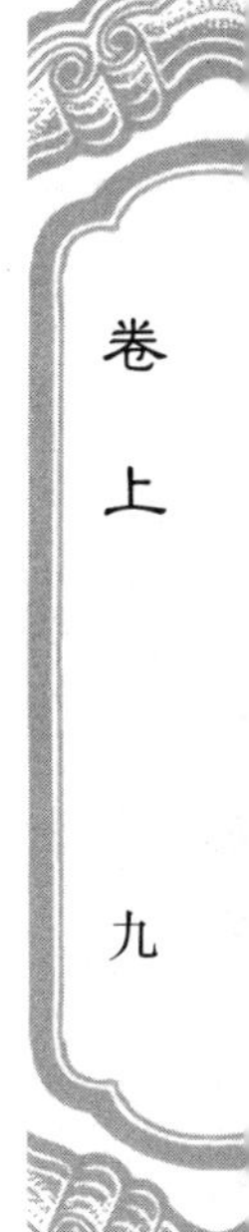

甘草一两五钱。写方未毕，多叔曰：如此猛烈热药，分量又极重，入口岂能下咽？余曰：入口不甚辣，后当自知，可无赘言，嘱其煎成冷服，每日当尽三剂，少必两剂，切勿疑畏自误。窃窥多叔犹有难色，即促速购药，余当在此守服，保无他虞。顷之药至，即嘱其子用大罐多汲清水，一次煎好，去渣，俟冷，分三次进服。究以疑畏不敢频进，至夜仅服完一剂，次早呕少止，膈略舒，可进糜粥，是日服药始敢频进，尽两剂。其明日，呕已止，胸隔顿宽，索糜粥，食如常人。余因语之曰：今日当不复疑余药矣。即应声曰：甚善甚善！当频服求速愈。余因馆事未便久旷[1]，病根深固，恐难克日收效，又于原方外加半硫丸二两，每日清晨用淡姜汤送下三钱，分三日服完而归。归后第四日，天甫明，即遣人召，入门，握余手曰：得毋骇乎？余乃示尔喜信耳！自相别之次日，见先日服药三剂，吞丸三钱，毫无热状，腹胀亦稍宽舒，食量加，体愈畅，除服汤三剂外，遂将丸药之半分三次吞服，功效益著，其明日又如前，汤丸并进，丸药完矣。今天未明而腹中作响，似欲更衣者，即命小儿扶如厕，小便先至，大便随出，先硬后溏，稠黏不断，顷刻约半桶，病如失矣。所以急于告者，使尔放心。即留晨餐。多叔早废书，性聪明，通达事理，席间问余：此症究何缘致之，前此许多医药，何以日剧？贤侄方为向来

① 旷：耽误，停留。

所未经见，何以如此神效？愿闻其详。余曰：兹理深奥，即粗知医者，尚难语此。即承下问，请浅浅取譬，即得大要。人身肠胃，犹人家之阴沟，胸隔犹堂室然，疾系内脏，阳气式微，犹之天寒地冻也。试观冬月，人家阴沟冰结，水道不通，求通之法，必俟赤日当空，自然冰释，此理妇孺咸知，医者反茫然罔觉。初以润药，是益之霜露，则阴沟冰结愈锢，无怪二便不通，肚腹满胀也。继进硝、黄是重以霰露，阴沟既不通，层累而上，势必漫延堂室，是即阴霾上逼，由肚腹而累及胸隔，遂至咽喉亦形闭塞，时而作呕也。今余以辛温大剂频服，使锢阴中复睹阳光，坚冰立泮[1]，获效所以神速。多叔掀髯抚掌曰：然哉然哉！遂为立通脉四逆加人参汤善后。别后一月复见，迎笑曰：前此大病几死，微贤侄必无幸矣，可称神技。然而当日谤书，何啻三箧。余曰：侄固知之，幸吉人天佑，不辨自明矣。

族侄孀媳某，年近四十，先患大便不利，医者与玉竹、麻仁、牛膝等药，驯至小便艰涩，久之月事亦不通，身微热，已五阅月。腹满胀，胸隔时痞时宽，饮食减少，困倦嗜卧，更数医，率用滋润破气及行血之品。一日肩舆至余馆所迎诊，察脉沉迟而涩，舌苔湿滑而暗。心念：疾本阴寒，今因误药，由气分而累及血分，气血交病，药当气血并治，才能有济。继悟气为血率，气行则血行，

① 泮：音 pàn，化开。

毋庸多惹葛藤。倘气治而血不和，转方调血，正自易易，遂断定单从气分斩关夺隘。疏方用大剂通脉四逆汤冷服，嘱其每日必服二剂，并用半硫丸二两，分作七日，每早食前淡姜汤送下，许以服完即愈而去。嗣后不十日，遣丁来云：药完而疾愈，请善后方。即授通脉四逆汤加人参，令其守服十余剂。后余以他事至其家，云后方仅服十剂，即平复如常云。

族侄媳愈后，即有邵阳周某妻，年才三十，病症大抵相同，但为日不多，药误亦少，势较轻，即上方减轻分量授之而愈。厥后上症验案甚多，以无甚出入，不复赘云。

脉理之奥窍，甚难言之，吾自究心医理以来，不敢以脉自炫，人有问者，辄虚心谢之，而其中妙处，要有不可思议者。友人彭某延余治疾，偶谈及妇女娠脉及分别男女，中有一人喜诙谐，谓医者未拈脉时，必先问其夫若何？次问前此是否生育？或先有儿而岁月若干？月事按期否？种种考察，则心中便有几分把握，谓其得之脉，毋乃欺人？余曰：君言虽属笑谈，确是题中应有之文，深合医理，至谓脉尽欺人，则殊不然，勿论其他，请就目前事实论之。乃低声告曰：今晨令戚本是寡妇，脉有疑义，幸余先已问明，若不知而妄言，岂不自招唾骂？其人笑曰：君得毋认作孕脉乎？余急摇手曰：否否，毋妄言。令戚外感最轻，与脉不合，医者即当知通变，不可固执，君前言本系嘲医，弟则引为训医妙论，故能自得师者，在可取益也。后数月，以公务复聚，私相告曰：君脉学可谓精矣，敝戚某寡妇，近日果产一儿，尚记忆否？余曰：微君言，几忘之矣，亦增长知识之一助也。

余在李家教授时，有一医士曾君过访，谓昨诊某妇人脉，似代非代，不解何故，不敢举方，已嘱其夫延诊。阅日其夫果至，云拙荆[1]现无大病，但饮食不善，身体倦困贪睡，医者以脉歇至，多不敢用方，或有以生脉散脱责者，请驾示方，以释疑案。即往视之，脉果流利中时一跌，沉吟久之，主人具纸笔促疏方。余曰：勿药善。其夫亦惊疑，再三请方，余仍曰勿药善，后当自知。其夫即曰：月事不来虽已两月，此乃前此惯弊，未可以为孕也，况脉歇至，前后医者同然一辞，世岂有孕而歇至者乎？余曰：孕脉歇至，古有明训，况人身脏腑经络，一遇痰饮瘀血结毒及饮食停积脉多歇至。妇人胞中本来空洞，一旦胎结，气血阻滞，即形此象。《金匮·妇人妊娠篇》亦有胞阻之文，特医者不察，大惊小怪，殊为可哂！即如令政经断两月，前非孕而今孕，亦理之常，无足怪者。嘱以美膳调养，切勿乱药。后又两月，其夫走告曰：孕果验矣。乃知医术固非粗心人所能领悟也。

邵阳周某，年三十，一日肩舆就余求方，云患风症，发作无时，屡医不效。出方阅之，皆普通祛风药，令人

① 拙荆：旧时谦称自己的妻子。

喷饭。据述风作时手足瘛疭，面皮震动，头晕眼花，猛不可当，风息则但觉口苦头晕、手足顽麻而已。审其面色如醉，舌苔黄厚，不甚燥，尖露红点，切脉弦数。即授《金匮》风引汤，以便泄风止为度。阅半月，以书来云：服药二剂，即便泄风止，后屡发暂轻，药比有效，惟病根深痼，不时发作，恐非佳象，恳再赐方善后。余乃疏黄连阿胶汤予之，服十剂，不复作矣。

刘某之子，年五六岁，随母寓舅氏李家，先患泄泻，李戚曾医士诊之，继转慢惊风。李嘱曾挽余同诊：下利清谷，口不渴，身热微汗，舌苔灰白厚滑，目上视，气喘，手足躁扰而厥，切脉沉弦而劲，余难之，谢不主方。李家以其甥也，恳请再四。乃主附子理中汤加吴茱萸大剂冷服，嘱其不避晨夜进服，勉希万一。次日其母舅以既进温补大剂，即取关东鹿茸入药并服。又明日，疾大瘳。其父某自家至，云尝见医士治风，必用钩藤、蝉蜕、僵蚕等味，兹独屏绝不，数岁小儿，以温补大剂投之，将来必患别症。曾医闻而愤甚，踵门以告。余曰：恩将仇报，古今同慨，非独医也。相与大笑而罢。

余与从兄念农，当光绪末年，同在李家教授，距离半里许。其室朱满妹，时年三十，一日肩舆至馆，云患气痛已数年，医治益剧，时值冬月，怯风异常人。询知胸及背胁牵痛，头重不举，手足酸软不温，面色黧暗，舌苔湿滑而厚，时时欲呕，脉沉迟而弦紧。予栝蒌薤白半夏汤不应，进人参汤亦不应。乃用乌头赤石脂丸并入蜜作汤冷服，痛稍减，即嘱其相机递加分量，连服不断，以疾愈为度。后两月，为夏历新正，余时家居，复肩舆抵念兄家就诊，云乌头、附子已增至每剂二两，服药时毫无痛苦。但停药三四日或五六日，疾又作，根未拔，故再请方。余为改用生乌头二个，计重二两，入前汤内，以清水七大碗，煎至四大碗，俟冷，分七次或八次，渐次增加进服。奈从妹以病苦贪速效，又以曾服附子近二十斤，有益无害，心信坚，胆亦壮，遂取进三分之一，约至二句钟，不见变异，续进三分之一。时天已晚，乡人傩[①]，尽室观灯，独从妹在室，忽面如火烘，手足顽痹，口中麻，知药力发作，强忍之，不令人知，拥被而卧，约一句钟，身渐渐汗出。迨观灯者返，则笑语曰：吾病今其瘳矣。次日促诊，告以先夕各情，并述今早诸病如失，后当不复作矣，请疏善后方。为疏理中汤加附子，并令以温补美膳调养而痊。后念兄以症奇方奇，询余曰：阅历多矣，从未见此等方并大剂者，岂他医皆不知耶？抑知之而不敢用耶？余曰：唐宋以来，医家多以模棱两可之方试病，又或创为古方不可今用之说，故《内经》之理，仲景之方，几成绝学，间有一二卓荦[②]者，恒倡而无和，道厄[③]不行，亦如孔孟身当周末，终于

---

①傩：音 nuó，古时腊月驱除疫的仪式。

②荦：音 luò，明显。

③厄：阻塞。

穷老以死也。医者治病，必先炼识。一识真病；一识真方。仲师之方，即真方也。识既真则胆自壮，一遇大病，特患病家不坚信耳，信苟坚，除不治症外，未有不愈者。念兄唯唯称善，并勉将来。念兄生平孝友好施与，长余八岁，共笔砚最久，常师事之。死之日，乡人谥之文惠，曾嘱余叙为谥议。今录此案，何禁池塘春草之感也！

外科必识阴阳，方能为人治病。否则药与证反，或杂乱无纪律，势必轻者变重，重者即死，害与内科同等，不可不慎。从兄念农之长子莘耕，素羸弱，年十岁时，得项疽。外科用药内服外敷，溃久脓尽，流清汁，更以凉药服之，身冷汗出，困顿不支，脉微弱，不可按指，为疏四逆加人参汤，大剂冷服。三日，诸症悉平，疮口清汁转脓，改用阳和汤加附子而瘳。

族侄某，父早世，素不率教，亲属皆厌弃之。一日腹旁生疽，从未用药，久而溃烂，脓尽，清汁泫[1]流不断。适余自馆归，匍匐求医药。审视面色黧暗，舌苔湿滑，脉弱无神，心念余虽识病，望瘳殊难，姑以阳和汤令小儿辈给药三帖，命其分三日服完。嗣后旬日，忽来报曰：疮口已敛，遂不药而愈。可见药症相对，其神效洵[2]匪夷所思矣。

先世父封臣公，少年患吐血疾，以善保养，不药而

① 泫：音 xuàn，滴。

② 洵：音 xún，实。

愈。生平常以节欲食淡教人，体虽清羸，卒少疾苦。年七十时，患五更洞泄，章尝劝服补肾温剂，不听，日益居。属家人煎送补剂，坚却之不顾，曰：死生有命，药物何功？并荤腥亦不御。一日昏迷不醒，手足痿废，溲便不禁，日中更衣六七次，面目黑气弥漫，脉浮大濡缓无神，时而歇止。诊毕叹曰：症已不治！姑以参汤徐徐灌之，尽二盏。次日，口中喃喃郑声，语无伦次，问之不省。亲眷戚友问候者，皆计日候凶耗。章见药饵可入，胃气未绝，即以温固脾肾、扶养气血大剂，并辅以鸡肉汁和糜粥，渐次增加。后竟每日服药二大剂，糜粥尽三大碗，以为常，逾一月，诸症悉退。略省人事，以药饵进，即坚拒之，遂止不复沾唇。久之，平复如初，年逾八秩而终。当疾剧时，戚友距离较远者，咸谓死在旦夕，以久不得耗，疑为秘不发丧，岂知转机殊出意外。窃思药饵为治疾之需，有疾时资之治疗，则疾去而元气复固也。而世之贪生畏死者，每倚为日用之常膳，一遇疾病，必至无药可医。先世父之所以获瘳者，妙在平日不进丝毫补品，且素食日多，故得疾虽异寻常，而药物灵验亦异寻常。愿以谂[1]世之留心养生者，并语医士，如遇斯人斯疾，勿拘常例而轻弃之也。

周子某，年约三十，患水肿已半年，医药遍试，日剧。延诊时，头面、四肢、腰腹、胸背皆肿如瓜形，僵

①谂：音 shěn，劝告。

卧床席，不能转侧，皮肤胀痛异常，即被褥亦不能胜受，气喘，小便不利，脉沉而微。诊毕，就室呼主人曰：古人言水肿死证见一即危，如缺盆平、掌无纹、脐突、足底平皆是，今皆兼之，况皮肤痛不可支，有立刻破裂之势，须防外溃，喘满又恐内脱，虽有妙方，必无幸矣。即辞不举方。主人及病者皆曰：疾不可疗，命也。但愿得尊方入口，死亦甘休。余闻而怜之，即疏济生肾气丸而去。越数日，来告曰：药完二剂，小溲如泉，肿消大半矣，可否再服？嘱其更进二剂，病如失。嗣以六君、八味丸汤并进而痊。甚矣，病机之难以常理测也。

人身阴阳，互为其根，一有偏胜，百疾生焉，故《内经》曰"阴平阳秘，精神乃治"。然亦有素禀偏盛者，难以一概论也。先从伯父放亭公，素禀偏阳，少年患脱肛，必进硝、黄乃效。自后或数年一发，或十数年一发，无不皆然。迨七八十时亦然，平时无他疾，脉沉潜不露。临终时，忽头晕难堪，即牙关紧闭，舌喑不言，唤之不省，手足痿废，滴水难入，脉细欲绝。其子鲁卿从兄问曰：有方治否？答曰：阴竭矣，虽有方，必无及，况滴水不入，其奈何？鲁兄曰：何所据而断为阴竭？余曰：证大类中风，然细察口无涎，鼻无涕，目无泪，身微热而无汗，即此以推，便知头晕等症，皆由阴竭使然。且面露红光，足厥冷，亦是孤阳上泛见症。《伤寒论》曰"小便利者可治"，谓阴未竭也，医者当活泼看去，推类以尽其余，斯为能自得师者。即试探下身，果无溲便，阅日而殁，并易箦[①]时亦无溲便痕迹。医为人之司命，对于阴阳偏盛之体，先事补救，或可延寿算于无形，然而有命存焉，盖未可强也。

刘氏，妊已及月，一日腹胀痛，下血水甚多，胎寂不动。延诊时，见其精神困顿异常，自汗不止，舌苔灰白，脉浮大而迟。主人请催生方，余曰：未也，切勿乱。为疏气血补品大剂。阅日，人平复如初，胎始动。服药又两旬，产一儿，才半日而殇。此症先因母体孱弱，以致胎元不固而崩漏，胎既受伤，母命亦危，使误认为正产，而以催生药强迫之，势必两败俱伤，惟补养以培母气，则胎自然受益，听其安可也，产可也。医者可不知所从事哉。

李某，年二十余，先患外感，诸医杂治，证屡变，医者却走。其父不远数十里踵门求诊。审视面色微黄，少腹满胀，身无寒热，坐片刻即怒目注人，手拳紧握伸张，如欲击人状，有顷即止，嗣复如初，脉沉涩，舌苔黄暗，底面露鲜红色。诊毕，主人促疏方，并询病因。答曰：病已入血分，前医但知用气分药，宜其不效。《内经》云“血在上善忘，血在下如狂”，此症即《伤寒论》“热结膀胱，其人如狂”也，当用桃核承气汤。即疏方授之，一剂知，二剂已。嗣以逍遥散加丹、栀、生地调理而安。

①箦：音zé，竹席。

周某，年三十许，患伤寒，医药遍试不痊。适余以戚病往视，遮道挽诊，云刻已外症毫无，但精神恍惚，不甚省人事。时欲就卧房溲桶，以面向之，禁之即大叫，伸拳击人，疑为祟凭，僧巫祈祷，几无虚日，脉沉结，溲便如常，舌苔微黄而晦。余以症疑未审，约以明日至余戚家取方。戚怪余至之晏，具以告，戚又疑要厚礼方肯给方。余曰：非也，症未审，故不予方。次日，其家遣人索方，授桃核承气汤，二剂而愈。戚以症奇方灵就质，余曰:《内经》云“血在下如狂”，仲景亦曰“热结膀胱，其人如狂”，是即伤寒蓄血症也。此症恍惚不省人事，及大叫，伸拳击人，即如狂之见症。人身小便，为通瘀妙品，妇科产后，常用以治瘀血。病者时欲面向便桶，意其内既有瘀血，其脏腑必有窒碍难言之隐，故借吸入溲气以宣其郁。医者读古人书，以参考病人见症，岂必一一吻合，当如作八股文，从旁面对面反面着想，则题理、题神，昭然若揭，毫无遁情，所谓读书不可死于句下也。余本《内经》之理以探病原，即用仲景之方以铲病根，获效所以神速，无他巧妙也。

上症讨论毕，一士人从旁闻之，即曰：上年曾见一人，贫无立锥，又乏期功之亲，寄人庑下。一日患病，不知缘起，久之如醉如痴，未曾用药。人疑其癫，闭之室中，任其生死。越三日，疾大瘳，呼启门。人初疑之，继审精神语言，与平常无异，出之，怪其不治而愈，病者亦不能言其所以。主人觉室中原有小溲一大桶，今干竭无余，地面亦无一毫湿痕，惟旁一破碗，溲臭不可闻，知其必因渴饮尽也。今闻先生小便治瘀之论，似与所见者相类。余曰：然哉！然哉！因并录以为医学启悟之助云。

宝庆杨氏妇，初患感冒，医治不效。久之，傍晚谵语见鬼，群疑为祟，遂绝药，专信僧巫符箓，亦不验。一日，其夫踵门求诊，余曰：毋庸往视，尔妻病起时，必值月事，试逆计之。其夫曰：正当月经初来，以冷水洗濯，即患寒热，屡变至此，何见之神也？余曰：昼日明了，暮则谵语，为热入血室，仲景已有明训，吾从读书得来，并无他奇。为疏小柴胡汤服之，三剂而瘥。

黄氏妇，适月事来，因感寒中断，往来寒热，少腹及胁下疼痛如被杖，手不可近。舁[①]数十里至余馆求诊，舌苔白而暗，脉弦数。审即《伤寒论》热入血室，其血必结，故使如疟状也，与小柴胡汤加归、芍、桃仁、红花、荆芥炭两剂，大便下黑粪而瘥。

快溪毛生，年十余岁，一日，肩舆至余馆，形色瘦暗，须扶掖乃能行。问之，则曰：每晚发热，汗出，左乳下痛，夜不能寐，卧病学舍，已三月矣。医者皆谓虚劳，治愈剧，未审有方救济否？脉之弦结，舌苔淡白。即令解衣视乳下，皮色如常，又不觉冷热，以手按之则愈痛。余曰：痛处是否受伤？曰：未也，惟三年前与同

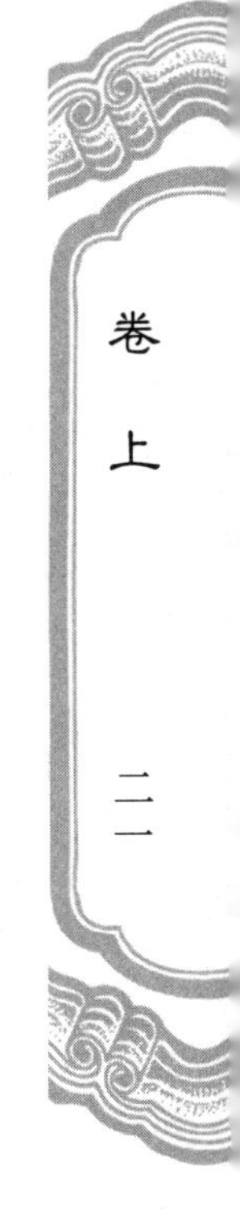

① 舁：音yú，抬着。

学戏，为其推压案角，正着乳下，比觉痛，以药敷治而愈。至今年则未受何伤。余曰：病根在此，瘀血内伏，不发痈，即成痨，迄今图之，保无他虞，但余方不可令他医见，致生阻挠。授小柴胡汤加归、芍、桃仁、红花、荆芥炭、元胡、青皮，嘱其服药后，以大便下尽黑粪为度。逾一月，以书来谢曰：药完三剂，下黑粪甚多，病如失矣。

聂君诗伯，与余共事久，素耳吾医名，每思延诊其母，不果。后以公务同住县城，适以事回家，挽余迂远过诊。据述年已周甲[①]，生平善病，药饵未曾稍离，但多系芪、术、桂、附温补品，克伐则不敢尝试。审视肌肉大退，面色惨白，身弱，行动不能自持，咽喉干至胸臆，舌色淡红而干晦，语声不扬，大便艰阻，小便短涩，饮食锐减，夜不成寐，脉弱而散。诊毕，退却客室直告曰：疾不可为，乃五液俱竭之症，毋庸服药，无已，当以吉林清水野参，或辅以西洋参熬膏，不时咽下，日间饮食可以海参、燕窝、炖老鸭淡清汁吃之，庶几多延时日。至芪、术等药，虽属补品，与症不对，徒然助纣为虐，亟宜屏绝。聂君深以为然，后闻不数月而没。窃思聂母之疾，难免不因温补过当所致，余以既往不咎，前方又皆毁弃不存，只得即事论事。世之溺于温补，不择而施者，当知所反矣。

① 周甲：满六十岁。

医药不当，虽参、芪、术、草，皆能害人；医药苟当，即麻、桂、硝、黄，亦为上品。知其病，得其方，而又无太过不及之弊，斯为上乘。

余戚刘君叔岘[①]年几五十，素有烟癖，误信医者言，肆进姜、附毒烈之品，不知节制，遂至两目俱盲。肩舆延诊，见其神思亦不爽慧，当就床吸烟时，凡接枪斢[②]边向背坐卧之类，概不省记，必旁人呼唤挟持，方能如法。舌无苔而干晦，脉微细无神。余曰：他人但盲于目，君则并盲于心矣。病者亦不能言其所以，但请示方。余乃告其家人曰：目盲乃肾精为热药所劫，以致水阴不能上济也，至神思昏乱，则心阴亦并受伤，虽有良方，亦难救济。自后当屏绝药饵，但以海参、燕窝入老鸭内，炖取清淡汁饮之，庶于目光心神，有益无损。去后数月，闻其不远一二百里，以重金延眼科专家匡某者主方，用五积散，云服百剂，保一目复明。余即寓书亟止之，已无及矣。继而其家人以告，疾革[③]时，已服五积散八十剂。窃疑病者他脏尚固，故能久支，否则数帖间，必危状百出，奚待八十剂而后死。上症一误再误，卒以至死，病家无识，毋足责也。独怪冒称医士者，敢于妄言欺人，敢于杀人不用刀，殊堪痛恨！故著之以为医戒，并儆病

---

①岘：音 xiàn。

②斢：音 tiǎo，方言，调换。

③疾革：病情危急。

家毋轻信瞽[1]说也。

自西洋牛痘之法行，至灵至稳，真小儿慈航宝筏，较之痘苗纳入鼻孔者，奚啻霄壤，即前此痘科方论，都可废而不存。惟是时行水痘挟疫者，不论其人已否种痘，沿门阖境，皆能传染，轻者清解即已，重者幸而不死，迄其久而愈也，满面瘢痕，殊不雅观。夫痘疮结粒，不论身体何处，皆能散布无遗，至其结靥脱痂，遍身如常，而面上独留瘢痕，其中所以然，尝遍考古今方书，并未言及。若以询之时俗医生及痘科专家，则更无从问津。盖疫痘多由淫毒传染，其见症轻重，每随其人阳气强弱及已否出痘，内毒微甚为转移。阳气强而未出痘者，热毒重。阳气弱而已出痘者，热毒轻，自然之理。人身先天之毒藏于肾脏，如无外邪引导，尚伏而不动。一遇疫气侵入，则肾中伏毒，乃由肾系而腠理，而肌肉，以达皮肤，内外合邪，毒愈膨胀。故善治毒痘者，必宜泄使之外达，不可内陷。又凡起胀、灌浆、结靥、脱痂等候，皆津液之作用也，津液足则自无干结倒靥[2]之弊，面上瘢痕，从何发生？《内经》云“阳明之脉荣于面”，燥又阳明本气，一旦重以淫毒，津液消灼，不能充润面部肌肤，瘢痕所由来也。仲师一部《伤寒论》总以存津液为主体，医者诚能扼要以图，当于痘粒起胀、灌浆之时，相机施

---

①瞽：音gǔ，没有见识。

②靥：音yè，面部。

以白虎汤加入甘寒大剂，少佐苦寒等品频服，使淫毒锐减，继专以甘寒濡养，则阳明之津液灌溉有余，不致受伤。迄夫结靥、脱痂，自然肌肤充盈，毫无瘢痕矣。余尝持此以语同道，率未能实行，多由学识不能贯彻，以致疑畏误事。嗣后亲治数人，信而有征。一得之愚，不敢自秘，故表而出之。或谓大剂凉药，难保痘症必无虚寒？则应之曰：医必审症用方，岂可混施？若果系淫毒疫痘，断未有骤变虚寒者，高明家自能识别，可毋赘云。

霍乱一症，上呕下泄者为湿霍乱。欲呕不能呕，欲泄不能泄者为干霍乱。湿霍乱之伤人缓，可以徐图良医良药。干霍乱则上下闭塞不通，多朝发夕死，不及延医，或医者不得其要，每至丧命。舍侄智荃，当七八岁时，忽患干霍乱，肚腹绞痛异常，正值子夜，幸余家居，披衣而起，即命家人取食盐一杯，以砂罐就火上炒枯，阴阳水调之，灌入，令吐数次，使正气上下通调，便瘥。

内子年五十时，患舌裂作痛，无苔，色紫暗不润，口渴喜饮，脉缓，略带弦象。余因其体羸，素偏血虚，又以舌乃心苗，如心肝脾补血、活血，兼清血热等方，进服殆遍，又试服他医数十百方，前后三年，毫无效验。幸饮食尚可，惟咸辣不能进口，因医药无灵，已置之不理矣。值余以公务久驻县城，一日因臂痛，请鲁卿从兄举方，用当归三钱，川芎三钱，酒芍三钱，片姜黄二钱，桂尖四钱，独活三钱，北辛一钱，台乌三钱，秦艽三钱，续断三钱，陈皮二钱，甘草一钱，香加皮一钱。服三剂，臂痛愈，舌裂痛亦如失。他日以方告，怪之，莫名所以，询之鲁兄，亦曰：开方时但注意臂为风寒所伤，故尔作痛，他非所知也。窃思舌为心之外候，而脾络系舌旁，肝脉亦络舌本，大抵内子平日或因月事及生产，偶有瘀血留滞各经脉络，以致邪气循经上行，见于舌端，邪气进则正气退，裂痛所由来也。又舌色紫暗，口渴喜饮，亦属瘀血之见症。方中片姜黄，时医但云能入手臂，治风寒湿痹，不知为逐瘀妙品。合之桂尖、当归、川芎及艽、辛各品，更有辅正祛邪之功。妇人臂痛，多由瘀血阻滞经络或兼风寒使然，故上药双方并治，皆能奏效。兹酌定药品分量，命名消瘀蠲痛汤，并注症治，愿以质之高明者。

按：瘀血舌色紫暗，见叶香岩（天士）《外感热篇》。瘀血发渴，见《金匮·吐衄》篇。

［附］消瘀蠲痛汤：治男妇不论远年近日，手臂疼痛，难以屈伸，或舌裂作痛，咸辣不可入口，由于内有瘀血，非发散、温补、清润所能治者。

片姜黄三钱，桂尖四钱，当归、酒芍、川芎、独活、秦艽、续断各三钱，细辛、甘草各一钱，姜枣引。若有瘀血兼热者，当减轻桂、辛、独活，加丹皮、大小蓟、生地等味各三钱，用者审之。

九弟妇梁氏，产后瘀血未净，得外感，往来寒热，舌苔白滑，脉弦，以小柴胡去参加桂尖，一剂寒热止。后数日，腹痛，值余应戚友请外出，他医以四物汤加行气等药服之，痛益剧。余归时，询知痛处有形，手不可按，乃以四物汤去地黄，加桃仁、肉桂、大黄（醋炒）二剂，下黑粪极多而瘳。

古人谓产前责实，产后责虚，殊未尽然。王氏妇年二十，产后四五日，患外感，寒热往来，余以小柴胡汤二剂愈之。厥后七八日，疾复作。他医进四物汤加味，益剧。复求示方，脉之沉实，日晡发热，烦躁，谵语，大便难，腹痛拒按，疏方用大承气汤。病家疑之，仍请前医就商，入门寒暄数语，即曰：产后大抵多虚，先生所示大承气汤，毋乃太峻？余曰：有此症则用此方，试取仲景《金匮》阅之便知。其人曰：古方难以今用，如《本草医方合编》读之熟矣，他非所知。余曰：若此，则君应早治愈矣，奚待今日？其人语塞，逡巡[1]退去。余亦向主人告辞，主人不可，余曰：既疑余方，留之何益？主人曰：即去购药，请留驾少待何如？余应之曰：可。顷之，购药者返，时正午，即嘱煎好，计一时服一茶碗，至二时又服一茶碗，迄三时，大便行，甚黑而臭，腹痛减，日晡时但微热，不复谵语矣。余欲告辞，不可，又以善后方是否再用大黄，殊难预定，乃强留一宿。次晨，见脉症已十愈八九，乃用大柴胡去大黄，加当归、生地、

①逡巡：有所顾虑而徘徊不前。

桃仁，二剂，平复如初。窃谓汪氏自言非知医者，《合编》之作，开后人简便之门途，实酿成医学浅陋之陷阱，读书未成之辈，喜其浅近，奉为圭臬，致反矜云礽[①]似，竟忘却高曾矩镬[②]吁！可慨矣！

清宣统间，吾以筹备自治所长久驻县城，人以医治请者，辄却不应，故医案绝少。杨氏妇，产后两足痛如锥刺，跬步不能行。友人为挽余诊，询知痛处微热，手不可按，自产后十日得疾，已一月矣，遍治不效。脉之弦数，舌苔黄，疏方用桃核承气汤，以肉桂易桂枝，三剂，大便下黑粪而瘥。友人见余方之异人而奇验，亟思表扬。余曰：偶中耳，以后万勿说项，徒增一番应酬，致妨公务，乃止。

安化谭君笃余，患腹脐畏寒而痛，时值夏历五月，常以火炉贴熨脐间，不可刻离。托敝本家挽余过诊：舌色红，苔黄而厚，饮食不美，精神疲倦，脉弦数，自谓曾服温补无效。余曰：此湿热而兼木郁，温补诸品，切不可沾唇，火炉急宜去之，毋助纣为虐。奈以畏冷故，不愿即去，为疏平胃散合左金丸作汤，三服，冷痛大减，始肯撤去火炉。嗣以越鞠、平胃、左金等方出入加减，二十余剂，平复如初。

同邑罗某，与余同寓省垣，一日邀余过诊，云面上

① 礽：音 réng。

② 镬：音 huò。

及四肢近露痘形，想必时行水痘，未知是否？余笑应之曰：若据愚见，似属广疮。罗曰：近数年来，花柳场中，绝迹不涉，从何发生？余因其讳疾不情，权辞答之曰：此毒亦间有因厕便传染者。罗即应声：既然，且请示方，徐观后效。余曰：非旦夕所能收效，即疏龙胆泻肝汤加味而去。后三月，复延诊，云前此痘疮，自服先生药数剂后，遍访省中中西名医，言人人同，因就某西医用德国六〇六药针，针后遍身热胀麻木，坐卧行动极其难堪。三日人始苏，检视痘形，则已结靥或脱去矣。突近数日，日夜咳嗽痰中带血，向无此弊，今若斯，当是药针所致，必非西医所能疗。故详陈缘因，请示方，免堕入肺痨一途。余曰：西药六〇六吾不能知，然即其见症如此猛悍，化毒如此神速，则可推知其必合有砒石等品，大抵大辛大毒药饵，其性恒剽悍不驯，获效速而难免无弊，咳嗽吐血，必肺金为毒烈所伤。古人虽无成方，幸不才见病知源，保无他虞，切脉浮而带数，舌无苔而色红，为疏清燥救肺汤，方中人参改用西洋参，并加入丹皮、栀子、生地，三服而瘳。

民国二年，余僦[1]居长沙宗圣庙左侧枣园，适平江杨君鼎元患瘅疟，嘱其弟叔元君邀诊。审视舌苔黄，口大渴，脉弦数。检阅前所服方，皆杂乱无章。余曰：此疟与寻常异，非重用清凉不可。疏方用白虎汤，方中生石

①僦：音jiù，租赁。

膏八钱，约以每日必服二剂。病者疑之，不敢频服，计两日间仅完二剂，疾不减。另用他医方，治反剧。复延诊，乃用白虎汤合黄连阿胶汤加减，进服数剂，热始退。嗣以甘寒养阴法，又十余剂，始平复如初。

同时又有杨某，长沙人，患病数日，延余过诊，口渴，身大热，汗如注，脉洪数无伦。即正告病者曰：此系瘟热重症，非用大剂清凉不克收效，并宜速用药，不可迟延误事。病者狐疑，请为立案。即援笔草案百数十字，并疏清瘟败毒散大剂，约以日服三帖，少必两帖。去后，闻服药一帖，究疑药饵过凉，治装回家，卒以桂、附等药戕命，犹忆吾立案时，因恐人不识病源，词气何等直切分明，医家病家，都不醒悟，良可慨矣！余在医药联合会时，有工人某，患热症，势殊险恶，四肢麻痹不仁，大渴大汗，舌色鲜红，苔如积粉，耳重听，脉洪促，同事三数人，均推诿不敢举方。余曰：症虽暴，尚非败症，断不可轻弃而任其授命他医。即用余师愚清瘟败毒散加减大剂，方中生石膏每剂二两，令其日进三剂，并以西瓜汁代茶肆饮。同事俱咋舌，噤不作声。阅三日，各症始减，知饥，脉亦略平，因减轻苦寒，加入甘寒，又十余剂而瘳。此等大症，苟一延误，变端不堪设想，然而医者虽识病用药，病家每以稀见疑畏，终为庸俗瞽说所误者，往往而然，谓之何哉！

周某，患痔，服术家彭某丹药，口破流血，驯至头面、牙龈、上下唇皆肿。舌亦硬痛不能言，僵卧床褥，涎沫从口角奔流。米饮不入，已两日矣。其父年七十，迫彭某设法解救，前后数方不应，子夜挽余诊治。余就床头告以今晚暂用绿豆煎汤，净黄泥澄清水兑入，冷服，俟明日再为更方可也。其父仓皇去，至明日晨后来告曰：昨晚方进二次，各症少缓，请屈驾审视，如能获痊瘳，死且不忘。余以其颓老可怜，即往视。入室，涎流满地，臭不可闻，问之不能答，即出就外室。彭某突前揖曰：晚生因治病不合，受困此间，敢请垂慈解救。余曰：汝何人？周具以告。余曰：汝为人治病所用之丸，大抵红升、三仙之类，既不知药性，又不知救误方法，鲁莽施用，以人命为儿戏。幸病家犹存忠厚，但予扣留，未施毒手，正当引咎自责，毋得哓哓[1]，日后宜格外慎重，勿蹈故辙，即嘱病家立予开释。其人再三称谢而去。乃命纸笔，为疏大黄黄连泻心汤，照古法以麻沸汤渍之，进二服而痊。

彭某，患下疳，溃烂不堪，跬步难移，值外科以丸药予之，保三日即愈，比索谢金而去。迨次日药后，咳嗽吐血，口破流血，牙龈唇舌皆肿，臭涎如泉涌出，米饮不入，自分死矣。延余过诊，脉之洪数，授大黄黄连泻心汤。以大便亦结，令其煎服，三剂，平复如初。甚矣！方士之惯以丹药害人，又不知讲求救误方法，仲尼曰“始作俑者，其无后乎”，正当移以持赠。

---

①哓：音 xiāo，争辩。

江右黄某，营业长沙，初患外感，诸医杂治十余日，疾益剧。延余治疗，至则医士三人已先在座，正彼此通姓名间，主人即请入内。病者自云肚腹硬痛，手不可按，傍晚身微热，汗出，手足较甚，小便黄，大便不利，粒米不入口已三日矣。审视舌色鲜红，苔黄不甚燥，脉沉实搏指，取阅前所服方，多杂乱无章。已而主人启他室引入，命纸笔请为立案疏方，并告以外间三医，皆已照办。余以病者之兄曾有一日之雅，笑问曰：主人今日实系考试医生，否则何必如此？余为人治疾，非畏考试者，但试卷甲、乙凭谁评定？主人曰：我非知医者，拟俟各方案成立后，比较有相同者用之，暗取占三从二之义，否则质之神明，未识先生以为然否？余曰：前说揆之理想则是，按之事实则非。盖时下医士程度卑陋，率以搔不着痒无关责任之套方，自欺欺人，即有同者，难免不蹈此弊。若后说则索之冥冥，殊为无谓。不如将所定三方及案交余一阅，可立为评定。有反唇相稽者，请为代表面论。主人称善，暂请先生拟定方案，照行未晚。余即取纸笔立案，并疏大承气汤方授之。主人果出三医方案请评。阅之，义各有取，然率系通套俗方，与症无涉。遂另纸逐一评判，交主人传示三医，皆无一言，相继辞去，余亦告辞。阅日，复延诊，余意其服方有效也，继乃知余去后，主人究疑药峻，另用他医方，益剧。病者亦深怨家人之不用余方，具以告。乃就大承气原方增加分量，约以连进两服，大便当行，万一不行，则宜再进，切勿疑畏而去。阅二日，仍延诊，则云昨晚药完二剂，下黑粪甚多，今晨进稀粥少许，各症十愈七八。为改用大柴胡减轻大黄，又两剂，黑粪始尽，病如失。最后仍请疏调养方。其家有西席[①]，尝阅医书，昵就之，谓大承气证当见谵语，此症何以无之？大承气系腹有燥屎，先生乃断为食积，敢问所以？余曰：《伤寒论》云“六七日不大便，烦不解，腹满痛者，此有燥矢”。其下又申之曰“所以然者，本有宿食故也，宜大承气汤”。又于阳明少阳合病条下云“脉滑而数者，有宿食也，宜大承气汤”。若《金匮·宿食》篇主用大承气者甚详，不必赘述。盖宿食与燥矢，一而二,二而一，相去一间，至谵语有无，可不必拘。盖仲景原有“阳明病，潮热，大便微硬者，可与大承气”之文，亦不执定谵语也。此症若再延一二日，必发生谵语见鬼之症，幸而病家及时觉悟，故病者犹存一线生机。否则必至循衣摸床，微喘直视，陷于阴绝之死症。虽仲景复生，无如之何。西席至此又问曰：前三医方，似尚平稳，服之是否妨碍？答曰：药不对症，无论何方皆能误人，况病已抵沉重，生死关头，稍纵即逝，故庸医耽搁时日，亦是杀人。西席乃拱手称曰：闻先生言，昭若发蒙。余即应声曰：微足下亦无以发余之狂言。遂相与大笑而别。

---

① 西席：老师。

刘某之子，年五六岁，时值夏历八月，先患寒热，医者杂治未愈，已而身热咳嗽，兼以下利清谷，口渴。邀余过诊，见其舌色红而苔白，脉浮大。曰：此正喻嘉言所谓肺热无从宣泄，急奔大肠也。即与泻白散加味，以清肺热而兼润大肠，数服而瘥。

黄某，年三十许，患秋燥泄泻日数十度，身热微咳。以粗阅医书，初服消散药不应，继进疏利亦不应，易以温补升提，愈剧。延诊时，形容惨晦，焦急不堪，舌苔淡白而薄，杂露红点，脉浮而虚。余曰：此等症候，从前名家惟喻嘉言知之，有案可稽。若时医则无从问津，服药不对，宜其愈治愈乖也。病者犹疑信参半，乃命家人就邻舍取喻氏书请为指示，余为检出授阅，并告以屡试屡验，切勿疑阻自误，即照方连服六七剂，始平复如初。

邑人周某，年近六十，以讼事寓居长沙，患咳嗽一月有奇，昼夜不能安枕，杂治不效。肩舆就诊，喘急涌痰，无片刻停，舌苔白而黯，脉之浮缓，余先后计授三方，亦不应。沉吟久之，意其阴虚而兼冲逆，姑以张景岳金水六君煎与之，已而一剂知，二剂愈。乃知其方亦有可采者，非尽如陈修园氏所论云。

按：金水六君煎，张氏自注治肺肾虚寒，水泛为痰，或年迈阴虚，血气不足，外受风寒，咳嗽呕恶，多痰喘急等症。陈氏贬之是矣。窃意张氏当日对于咳嗽等症，用以施治，或有偶中奇验之处，求其说而不得，遂囫囵汇注，不知分别，以致贻误后世。若云年迈阴虚，久嗽，喘急痰涌，由于冲气上逆，非关风寒外感者，服之神效，则毫无流弊。余所以取用者，盖以归、地能滋阴液而安冲气，半夏从阳明以降冲逆，辅之茯苓、生姜、陈皮，疏泄痰饮，导流归海，以成其降逆之功，获效所以神速。但方名应更为“降冲饮”，庶俾沿用者知所取裁云。

又按：方药分量亦宜变更，庶轻重方为合法，兹故另载于后，庶免错乱。

[**附**] 降冲饮：治年迈阴虚，久嗽不瘥，喘急痰涌，由于冲气上逆，非关外感风寒者，服之神效。

熟地五钱，当归三钱，半夏三钱，茯苓三钱，陈皮一钱，甘草一钱，生姜三片。

长沙陈某，年五十，患泄泻，医治益剧，已两月矣，仅余皮骨。延余过诊，肚腹不作胀痛，舌色淡红，苔白而薄，时以开水漱口而不欲咽，脉微缓。阅前方如温燥、固涩、升补，关于脾肾两家成方，服之殆遍。意其下多亡阴，以八味丸少合四神丸为汤服之，不应。改用景岳胃关煎：熟地五钱，山药、扁豆各三钱（均不炒），炙甘草一钱，炮姜一钱，吴茱萸五分，白术二钱（不炒）。煎水二杯，初服一杯，即十愈七八，再一杯，即全愈。考景岳方下自注：治脾肾虚寒作泻，或甚至久泻腹痛不止、冷痢等症。陈氏修园谓于苦燥辛温剂中君以熟地，不顾冰炭之反，便注云治脾肾虚寒作泻，陋甚。然如上症百方不应，服之竟若此神效者，其故安在？窃思方中地黄，《神农本经》云：气味甘寒，填骨髓，长肌肉。叶天士注云：气寒入足少阴肾经，味甘入足太阴脾经。肾主骨，益肾则水足而骨髓充，脾主肌肉，润脾则土滋而肌肉丰，洵属确论。后人取以蒸晒，名曰熟地，则甘寒变为甘平，以之濡养脾阴尤为相宜。次辅以山药、扁豆、甘草之甘平，则滋生脾阴之力量更为雄厚。而又合以吴茱萸、干姜、白术之温燥，不嫌其与滋养脾阴之品相妨碍者，盖以人身阴阳，互为其根。故《内经》云“阴平阳秘，精神乃治”。上症脾阴不足以配阳，故温燥药百无一效。如但见脾阴不足，注意填补而不知兼顾脾阳，亦背岐轩平秘之旨，病必不服。但其中分量最宜斟酌，不可颠倒。尝谓仲景桂附八味为维系肾经阴阳方，景岳兹方，于维系脾经阴阳，不期而暗合。奈见不及此，故方下所注，不知分别，名以胃关，盖取肾为胃关之义，亦未吻合。陈氏虽斥为陋，亦知其有可用处，故《医学从众录》中尝采其方，亦无发明。兹故不揣固陋，聊摅[1]一得，并更易方名，订正药品分量，附载于后，阅者谅之。

[**附**]养脾互根汤：治脾经阴阳失其平秘，久泻不愈，服温燥、固涩、升补不应者，一服知，二服已。

熟地五钱，山药、扁豆各三钱（均不炒），炙甘草一钱，炮干姜一钱，吴茱萸五分，白术二钱（不炒）。

---

① 摅：音 shū，表达。

刘某，湖北人，一日至余寓求诊。云患呕吐清汁，兼以头痛不能举，医者率以风寒发散药服之，益剧，已逾月矣。舌苔白而湿滑，口中和，脉之沉紧，与吴茱萸汤，一剂知，三剂疾如失。

黄某，宁乡人，先患外感，医药杂投，方厚一寸。后更腹痛而呕，脉弦数，舌色红而苔黄，口苦。余曰：此甚易事，服药一剂可愈，多则两剂，何延久乃尔，与黄连汤。某人疑余之轻易也，请第二方。余曰：不必更方，后当自知。去后三日，复晤于洋货店。曰：疾果瘳矣。相与大笑而别。

浏阳李某之母，年六十，先因感冒风寒，杂治不愈，已而大便泄泻，日十余行，腹胀痛。医者不察，概以行气消胀之品图治，益剧。延余过诊，脉之微缓，舌苔白，口中和，饮食不美，困顿不能行。其子甚忧其不起。余曰：此中气下陷，可保无虞。为疏补中益气汤，方中当归用土炒，外加补骨脂、益智仁，三剂而瘥。

长沙王某，以年少新进，喜为狎邪[1]之游。一日肩舆就诊，云两胯俱起横痃[2]，胀痛红肿，跬步不能行，医以败毒等方服之，益剧。口中苦，舌苔黄，脉弦数，与山甲内消散，三剂而瘳。

陈氏有女工，年二十许，姿颇妖冶，患横痃，意其

① 狎邪：音 xiá xié，借指妓院或妓女。

② 横痃：又称“便毒”。是指各种性病的腹股沟淋巴结肿大。

必因守身不洁所致。他医先用连翘败毒散，嗣进仙方活命饮，均不应。后更胀痛，热如火燎，时以冷湿布覆之，僵卧椅上，叫号不已。脉之洪大弦数，舌苔黄，与山甲内消散，不应，乃用桃核承气汤去甘草合控涎丹加木鳖、甲珠三服，始大便下黑臭水极多而消。甚矣！淫毒之坚凝，非峻利药不能胜也。

宁乡学生某，肄业长群中学，得外感数月，屡变不愈。延诊时自云胸满，上身热而汗出，腰以下恶风，时夏历六月，以被围绕。取视前所服方，皆时俗清利搔不着痒之品。舌苔淡黄，脉弦，与附子泻心汤。旁有教员某骇问曰：附子与大黄同用出自先生心裁，抑仍古方乎？余曰：此乃上热下寒症，时医不能知之，余遵张仲景古方治之，不必疑阻，保无他虞，如不信，试取《伤寒论》读之便知。旁又有人果取以来，请为指示，余即检出授阅，遂再三道歉而退。阅二日复诊，云药完二剂，疾如失矣，为疏善后方而归。

温病误表，医者十而七八，至温病而兼泄泻，则率以温补、升提杀人者，比比皆然，何者？不知病源，一见下利，遂即认为虚寒，此庸医之惯技也。长沙易某之子，年十余岁，患冬温，发热，口微渴。延余过诊，舌无苔，脉浮数。余以辛凉平剂与之，嘱其频频进服，以愈为度，不拘剂数。阅数日，复延诊，大渴大汗，脉洪大，询知主人疑药凉，三日仅用一剂。改方用白虎汤，方内生石膏八钱。主人曰：小孩子能受此种凉药乎？余曰：有此疾则用此药，切勿延误。日前之方，因未照法多服，致有今日，症既增重，则药方亦宜加重，若再迟延，必变生他症，恐贻后悔。奈主人若明若暗，犹豫不决，遂兴辞而去。阅日又延诊，余以其服白虎有效也，入门则见座上客满。主人云：昨日先生去后，药未备而病者大泻，他医皆谓前药过凉，石膏则尤不可沾唇，不已将昨所授方及以后三医方，决之于卜及乩[1]仙，皆主先生方，故今再请屈驾指示，但症已变，原方是否可用？余曰：温病泄泻，乃内邪自寻去路，正是生机，切勿止塞，方不须改，以多备频服为要。即援笔就原方加西洋参二钱，主人唯唯。检视他医三方，或主利水，或主和脾，或主升补，不觉失声大笑，主人询所以。余曰：无他，笑三医之太无识解也，可无赘说。约以是日及晚必服完三剂，明晨当有转机。至次晨诊视，泻利止，各症减大半，乃嘱用原方再服三剂，疾大瘳。改用甘寒养阴数服，平复如初。

漆工黄某，胸满，头痛，喜呕，医与发散药不愈。过余寓求诊，脉紧，舌苔白滑，授吴茱萸汤两服而瘥。

木工王某之子，年十余岁，初因外感，医治屡变不痊。一日肩舆就诊，云现无他症，但苦两脚跟肿痛，热如火燎，不可履地。舌苔白滑，脉沉缓，与附桂八味加

---

① 乩：音jī，通过占卜问吉凶。

独活、豆黄卷，一剂热减肿退，三剂即步履如常。

同时又有缝工李某，患症与王同，但脉沉数为异，与六味加苍术、黄柏而瘳。

笔工邓某，当夏历五月，因外感误治，遂下痢红白，医者用痢门套方，增剧，日数十行。延诊时，言小便时黄时清，腹不痛胀，但觉满而多气，口中淡，不饮食，傍晚身微热，头重而晕，脉之弦缓。余曰：此症原系风湿，未从外解，久而化热，故见症如此。医者不究病源，一误再误，竟成似痢非痢之状，乃以胃苓汤加减，先后三易方，计十余帖而瘥。

邑子邓某，年三十许，喜狎邪游，得淋疾，赤白交下，痛不可支，踵门求诊。脉弦滑，与八正散六剂，痛止，红白断，惟黄浊不时泫流，改用二陈加萆薢、苍术、黄柏、滑石等味而瘥。后因犯淫屡发，仍用上方加减辄效，最后以六味加萆薢、黄柏调理，不复发矣。

卷下

曾氏妇，年三十许，患两手关节疼痛，猛不可当，日夜叫呼，闻者酸鼻。延诊时，不可按脉，舌苔淡白。阅前所服方，如祛风散寒、疏理气血之品，服之殆遍。比以当归四逆加片姜黄，服至四剂，痛如故。继审痛处适当骨节，正所谓历节风也。人身骨节，皆筋脉交纽之处。肝主筋而藏血，断为风寒湿干于血分，阻遏气道，故尔剧痛。乃取黄芪、当归、川芎、白芍为君，辅以桑枝、杉枝、松枝、桂枝、紫苏、竹枝，皆用节，即甘草亦用节，取其以节入节。虽古无成法，然医者意也。但能愈病，明者断不余訾。方成，授主人照办，连服十剂，痛如失。窃思黄芪、当归、桂枝、白芍、川芎、甘草，具黄芪五物、当归四逆两方之功用，紫苏节则尤能行气中血滞，辅以桑、杉、松各枝节，能使关节中停蓄之风湿一扫而空。至竹枝节气味甘寒，恐其拒而不纳，以之为反佐，故于上症功效颇钜[1]。爰[2]命之曰“七节汤”，附

① 钜：音jù，同“巨”。

② 爰：音yuán，于是。

录于后，用者审之。

[附]七节汤：治风寒湿干于血分，阻塞气道，两手或两足关节日夜疼痛，不可屈伸，病属历节，服之以愈为度。

黄芪五钱，当归三钱，白芍三钱，川芎三钱，桂枝节三钱，甘草节一钱，桑枝节如指大三个，杉枝节三个，松枝节三个，苏杆节三个，竹枝节三个。

上各味以清水五碗，煎至三碗，去渣，分三次温服。

钟某，以营业自河南得疾旋返，适余住县，其友周某挽余诊治。据云两月前患疟疾，友人劝服金鸡纳霜即止。逾三日复发，旋服旋止，如此四五次，每服加多。最后左胁下及少腹内一条如臂扛起，痛不可按，延医疗治，至今不愈。审视面色惨晦，舌色紫无苔，咳嗽气喘，昼夜不眠，寒热往来，骨瘦如柴，僵卧不能起坐，饮食不入，脉细数，按之散。余即告其友曰：此症已成疟母，早治可望痊愈。今若此，虽有妙药，奈元气就绝，不能胜受，治亦无功。且宜速备肩舆送归，否恐无及。即于次日送归，抵家一日而没。

按："金鸡纳霜"，味苦无比，不知何药所制，每见久疟不愈者，服之辄有奇验。若初起之疟，必多反复，余常以此戒人，勿遽[①]轻服，多不见信，如钟某者，可为殷鉴矣。

又尝记余在前清观察李思澄君家教授时，其从叔[②]硕

①遽：音jù，急。

②从叔：堂房叔父。

坚先生，以得疾自粤东归里，据云因体气素弱，友人劝服艾罗补脑汁[1]数瓶，即得怔忡症。左乳下虚里穴痛，而跃动倍常。因此变症多端，抵家时已属不治，不两月而殁。故并书此，以为不悉药性，轻信喜服者戒。

曾君履初，患头痛，医者以疏散风寒方与之，不应。易医作风热治，益剧。延诊时口味淡，舌苔白滑，脉浮大而缓，与补中益气汤加川芎、蔓荆、细辛，一服知，三服已。

安徽金某，体颇肥而短。一日肩舆踵门告曰：得奇疾，医者皆不识之，百方不效。据述两胁下间微闻蛙声或作鼠叫，咳则乳下作痛；或胸中如有热水一缕上下，顷之即散，大便不时泻水，不治自止；或呕吐清水，头或晕痛。患病至今，已一年有奇。方厚一寸，无偶中者，人皆奇之。余笑应之曰：疾非奇，但医者少见多怪，宜其见骆驼言马肿背也。脉之沉弦，即告曰：此乃痰饮作祟，惟善读仲景书者知之，非鬼非神，不必惊疑。吾有妙药，不费多金，但不可令他医见，致召阻挠。约以来日取药而去。余乃以控涎丹方向药店购细末丸之，俟其来，令如法服之。阅三日，复来云：服丸药大便下水极多，各症悉愈，请善后方。为疏六君子汤加白芥子，连服十剂，平复如初。

曾君书斋之女，才三岁，得痟疾，众医杂治不应。

① 艾罗补脑汁：由浙江余姚人黄楚九（1872—1931年）发明。

延诊时，发热口渴，能食，皮黄肌瘦，腹大，便溏泄。初以消积清热平肝药，服数帖病减大半，嗣以四君加柴、芍、黄连、胡黄连、五谷虫、鳖甲、鸡内金等品加减，十余剂而瘥。

宁乡刘某之父，年六十，先患痰嗽，医药屡更，已逾一月。一日忽手足麻痹，喘急痰涌，口不能言，身微热，汗如泉溢，星夜延诊。脉之沉微，舌苔白而湿滑，即令以姜汁兑开水送下黑锡丹三钱，奈入口不能下咽，乃设法扶令半坐，分三次徐徐灌下，并以吴茱萸研末，醋调炒热，敷两足心，拖住元气。逾一时，始稍苏醒，再灌三钱，痰不涌，喘汗顿减。次晨乃以通脉四逆重加茯苓，阅三日，疾大瘳。继进六君加姜、附调理十余剂，平复如初。

书店徒某，因冒风远行患寒疾，医治少瘥。一日变脐腹绞痛，呼号震屋瓦，手摩米熨不为少减，冷汗不止，手足痹软，大小便俱不通畅。临诊，舌苔厚白而暗，脉之沉紧，即呼主人告之曰：此寒积也，非寻常药饵所能治，今虽有妙方，恐不见信，若令他医见之，必妄加罪名，奈何！主人曰：但求先生主一方，无论何药，即当照服，亦断不令他医阅也。余曰：吾非如走江湖一流人，无端张大其辞以骇病家，且或借以希图重谢，不过以药方为世俗所罕见，庸陋医士，必诧为杂乱无章，病家不察，疑信参半，必不敢如法守服或减轻分量，仅与少许则药不敌病，自然无效，届时群疑众谤，因之蜂起，肺腑非能言之物，谁与辨白？今主人既表示决心，可命纸笔立方，即疏《本事》温脾汤与之，令其连服二帖。阅二日，病者踵门道谢，并求善后方，与理中加附子而痊。

何某，患咳嗽，胸中痛，痰涎臭不可近。踵门求诊，脉之浮滑。曰：此肺痈也。与《千金》苇茎汤数服而瘥。

谷某之子，年十余岁，其父携之求诊。据云咳嗽，发热，口渴，小便不甚利，服发散药不愈，已数日矣。同道二人先后拈脉毕皆主小青龙汤，正写方未毕，余适自外归，询知其状即持脉，浮而微数，心知方错，未便明言。写方者询方是否？即慢应曰是。病者去，乃谓之曰：顷间方症不对，试再细思。一人曰：先生必别有妙方，请明示之。余曰：小青龙症，仲师虽未言脉，然即“表不解”三字推之，则可知其脉必浮紧也。今脉浮而微数乃是猪苓汤症，试取《伤寒》《金匮》细阅便知。吾意病者明日必来，当照方更正。次日，其人果来，谓方无效，乃为疏猪苓汤，一剂知，三剂疾如失。

首饰店主胡某，因携其子求诊，并谈及其妻近三四年来，每至霜降节必发生痢疾，甚以为苦，不知所以。刻下时值七月，若至九月，难免不再患痢，届时当请屈驾诊治，铲除病根。余应之曰：可。至霜降时胡果延诊。审视腹痛里急，赤白杂下，日夜二十余行，舌色鲜红，苔白而薄，身微恶寒，脉浮紧。自云先日食面受凉，遂尔疾作，已两日矣，尚未服药。即与平胃散加羌活、防风、神曲、麦芽等味以剪除新邪，二剂，外感已。继用大承气汤两剂，最后腹痛甚，下黑污臭粪极多，症减七八。恐其久蓄之积根株未尽，复进大柴胡两剂，各恙皆平，乃以柴芍六君调理而愈。次年霜降时疾不复作。仲景尝云下痢已瘥，至其年月日时复发者，以未尽故也，不诚然哉。

江西黄君在中，初患外感，诸医杂治，屡变不痊。延诊时，言刻下最苦者头晕痛猛不可当，心烦，口苦，手足不时热而麻木，已半月矣。大便时硬时溏，小便黄而涩，舌色红而苔黄，脉弦数。与风引汤两帖，疾如失。后以误用他医方疾复发，但比前较为轻减，复延诊。仍用风引汤愈之，改进甘寒养阴，十余剂而瘥。

潘某，初患头痛，往来寒热，余以小柴胡汤愈之，已逾旬矣。后复得疾，诸医杂治，益剧。延诊时，云胸中痞满，欲呕不呕，大便溏泄，腹中水奔作响，脉之紧而数。正疏生姜泻心汤，旁有少年谓黄连、黄芩凉药，干姜、生姜热药，人参补药，何一方混杂乃尔？余曰：方出《伤寒》，仲景明言"胃中不和，心下痞硬，干噫食臭，胁下有水气，腹中雷鸣下利者，生姜泻心汤主之"。吾乃照录原方毫无加减，既患寒热错杂之症，必用寒热错杂之药。其人语塞而退。已而一剂知，二剂愈。阅日复延诊，其人从旁笑谢曰：日前轻慢乞恕，乃今知古方之不可思议也。余笑颔之而去。

湖北张某，一日延诊，云近得异疾，时有气痛，自脐下小腹起，暂冲痛至心，顷之止，已而复作，夜间尤甚，诸医不能治，已一月有奇。吾家有老医，寄居此间，请为指示病源并赐妙方，当执以授阅，借增识解。审视舌苔白滑，脉沉迟。即与桂枝加桂汤，并于方后注云：《伤寒论》一则曰“发汗后，其人脐下悸者，欲作奔豚，茯苓桂枝甘草大枣汤主之”；一则曰“烧针令其汗，针处被寒，核起而赤者，必发奔豚，气从少腹上冲心者，灸其核上各一壮，与桂枝加桂汤”。此乃奔豚症，与仲师方案恰合，可以一剂知，二剂愈。已而果验。

肾水上逆之奔豚见之最多，以桂枝加桂与之，百发百中。惟肝火上逆之奔豚，患者极少。一日偶从友人闲谈，其同居有妇人前来，云其媳患气痛，口苦咽干，寒热往来。余曰：可取方往，不必临诊，意谓必小柴胡症也。其妇要求过诊，友人亦从旁敦劝。询之痛从少腹上冲胸及咽喉，顷之即止，已而复发如初，脉之弦数，舌苔白。即谓友人曰：此症幸临视，否则方虽无妨碍，病必不服。此乃肝火上逆之奔豚，为生平所罕见，当用《金匮》奔豚汤，即疏方与之，一剂知，三剂已。

杨氏妇，年三十许，得一疾，医莫之识，人皆传为笑柄，在病者亦莫能言其所以。一日，其夫来云：拙荆现无他症，但云胸中窒塞无聊，短气，难于语言，有时呼吸亦殊艰阻，予偶以手按摩之，稍舒。后因卧以足抵其胸觉甚快，后遂日夜不可刻离，甚以为苦，至今三月，医药罔效。临诊，舌无苔而色暗，脉涩。沉吟久之，偶忆《金匮》有“肝着症”与之相合，即以旋覆花汤与之，方中新绛易以茜草，进三服，症不甚减。因念原方新绛不知究系何物，药店茜草是否真假，猝难辨别。乃用《医林改错》中通窍活血汤，三服，症减大半，又三服而瘳。

同道晤谈间，云曾诊一妇人，时时欲哭不可忍，状如鬼祟使然，莫名所以。但见其人瘦弱异常，年三十，无子女，亦无他疾。脉之微涩，比时[1]搜索枯肠无方对付，姑以逍遥散塞责，愿质之先生以为何如？余乃莞尔曰：此即脏躁也，《金匮·妇人杂病》云“妇人脏躁，喜悲伤欲哭，象如神灵所作，数欠伸，甘麦大枣汤主之”。试取而读之便知，他日当为易方，已而果验。

洋货店曾某，患伤寒，一月未愈。后变呕吐，食入顷刻倾吐无余。诸医技穷而却走。延诊时，见其满面红光，舌色红而有刺，脉洪数，大便硬，与大黄甘草汤而瘥。反胃症之可畏人皆知之，而试询其所用之方，动辄汇集滋润之品，以多为贵，及至屡服不应，徒太息于疾不可为，而不知其操术之不工。一医然，从医皆然，故一患反胃鲜有愈者。胡某，江西人，世居长沙营业，一日因外感屡变，患反胃。延诊，舌苔白，脉微缓，与大

① 比时：当时。

半夏汤十余剂，平复如初。以此方获愈者多，足见经方之神妙，洵非后世所能及也。

世医固守胎妊禁忌，往往遇病而不敢用药，遂至孕妇之疾迁延不愈，卒至母子俱伤，皆由食古不化之过也。《内经》“黄帝问曰：妇人重身，毒之何如？岐伯曰：有故无陨，亦无陨也”。旨哉言乎！有何姓妇，娠已七月，发热腹痛，脐以下如泼冷水，舌苔白滑，脉弦。他医概以四物汤加味，久之不愈。余曰：此乃附子汤症，何不照服？一医谓附子为孕妇禁药，谁敢用之？余曰：《金匮》“妇人怀娠六七月，脉弦发热，其胎愈胀，腹痛恶寒者，少腹如扇，所以然者，子脏开故也。当以附子汤温其脏”。岂仲师而不知禁忌者？遂疏附子汤与之，一服而愈。

按：治妊妇，不宜拘守禁忌，亦不可毫无顾忌，总以适可为止，斯为妙手。《内经》曰：“大积大聚，其可犯也，衰其大半而止。”示医者以斟酌审慎，何等周到。尝记曾治一孕妇，胎结已三月，呕恶不止，米饮不能入口，已数日矣。腹中饥，大汗，脉两寸浮，两尺如无，气息奄奄，势甚危急，医皆束手。余以六君加旋覆花、代赭石与之。同道皆咋舌，不敢赞辞。乃告其夫曰：舍此万无治法，即令从速备药，徐徐灌之，始得吐少咽多，药完一帖，约咽下十之七八，再一帖，即不呕吐矣。遂令止药，待观后效。阅二日又呕，又进药两帖而止。如此者先后三次，平复如初。夫有其病而不敢用其药，是谓无识；病已止而过剂，是谓畔[1]道，二者皆不足以言医。有志者当知所从事焉。

一男子曹姓，腹中隐隐作痛，胀满不堪，乍寒乍热，口渴，脉沉滑。医者每以发散药图治，益剧。肩舆求诊，按其腹濡而痛，间露紫筋。余曰：此系肠痈，宜及其未溃而下之，否恐溃烂难治。乃以大黄牡丹汤两帖，下黑粪甚多，各症悉减。改用赤豆薏苡汤加味，五帖而愈。

按：肠痈生于腹中，隐而难见，非特外科不知，即内科率多无从问津，甚至溃而且死。脓血或从便下，则群目为痢；或从脐出，则益挢舌[2]而不能作声。尝见一八岁小孩，肠痈溃后脓血从大便出，皆作痢治而死。又见一儿脓血从脐间出，医以为病即在脐，用末药掺之，三日而死。又见一儿先此数月，食指商阳穴现一小疮，溃烂不休，后因肠痈内溃，指疮始结痂而愈，其父颇谙医，以治久不愈，具以告，邀余临视。腹热肿胀，筋露青紫，满面青暗，不可逼视，气息奄奄。余曰：此大肠痈也。其父惊问：何以一望而知？余曰：食指商阳穴是大肠经脉所起，即是确证。腹筋青紫，面色青暗，皆是痈毒溃烂之现状。症已无救，不须服药。次日即死。嗣闻其父深自愧悔，每恨挽治之不早也。

周姓妇，年三十许，产后已逾两月，忽心中烦热，气

①畔：通“叛”。

②挢舌：舌翘起不能出声，形容惊讶或害怕时的神态。

短，不能安枕，欲小便不得，腹胀满，杂治半月，益剧。幸饮食如常，脉之弦缓。一医欲与五苓散。余曰：当用肾气丸，《金匮》曰“妇人病，饮食如故，烦热不得卧而反倚息者，何也？师曰：此名转胞，不得溺也，以胞系了戾，故致此病。但利小便则愈，宜肾气丸主之”。主人正检前方中有五苓散。即疏肾气丸与之，一服知，二服愈。

傅某之子，才五岁，咳嗽久而不愈。延诊时，见其喘急，目突泪流，莫名其苦，舌苔白而薄，脉浮数。时值夏至，诸医但以通套疏散药与之，无一应者。余曰：此症必用麻黄方效，不可拘泥时禁，即疏越婢加半夏汤。其父犹疑之，余引《金匮》“咳而上气，此为肺胀”详细告之，因取药少少进服，不一杯而疾如失。可见经方之通神，匪夷所思矣。

林君振华，患疟，每日申时发热，不恶寒，交亥止，身疼痛，欲呕不呕，舌苔白薄，脉平不弦。余念《金匮》“温疟者，其脉如平，身无寒，但热，骨节烦疼，时呕，白虎加桂枝汤主之”。正谓此也，即照方授之，一服知，三服已。

丁巳夏，患疟者率不可与柴胡。章姓妇，热多微恶寒，医者与小柴胡汤，不应。嗣以补中益气及温燥，益烦躁不宁。延诊时，舌苔黑而少液，口干，但欲漱水，脉不弦而沉数。余以为乃肾阴虚而挟相火也，以六味加黄柏、知母，二剂而愈。后遇多人，脉皆不弦，症每相类，俱以六味加减治之。书此以见疟症之变。

劝工场贾某，患寒热，骨节烦疼，无汗，口渴，大小便俱不通，已两日矣。脉之紧数，舌色红而苔白，与刘河间防风通圣散两服而瘥。

四川商徐某，患两脚骨节疼痛，昼夜叫号，跬步不能移，杂治不愈，已十日矣。脉沉缓，舌苔淡白，欲食，大小便如常，与自制七节汤，方中黄芪减半，加牛膝二钱。一剂知，连服十剂，平复如初。

南货店黄某，患手足迟重，口中淡，不饮食，懒言语，终日危坐，不可名状，医药杂投无效，脉缓。余曰：此寒湿也。《金匮》云“湿家身烦疼，可与麻黄加术汤”。照方与之而愈。

《金匮》百合病，言之详矣，余曾为人医病，未之见及。一日有工厂织工踵门请曰：前此大病一月，几死。据述近状，竟是百合症，脉之浮数。又曰：病久囊空，难于购药。乃以百合一两，玉竹参[1]六钱，麦冬六钱，令其煎水代茶，数日而愈。

苏州易某，以贩卖寄寓长沙。一日负货踵门，价售毕，请曰：患病已一年，人莫之识，医药屡更，讫无一效。袒而示之背，云内有肉约一拳大，觉冷如冰，视之略无异形，按之不痛。余沉吟久之，意其必系寒痰凝结所致。《金匮》云“心下有留饮，其人背冷如掌大”是

①玉竹参：玉竹。

也。脉之弦，舌苔白滑。脉症相合，即以控涎丹与之，下痰涎极多而瘳。

高士宗谓："连嗽不已，谓之顿呛。"顿呛者，一气连呛二三十声或十数声，呛则头倾胸曲，甚则手足痉挛，痰从口出，涕泣相随，皆由毛窍受寒，致胞血凝涩，其血不能淡渗于皮毛络脉之间，气不煦而血不濡，则患顿呛。用药当以治血理肝为主。蓄之于心，未曾经验，一日有傅姓小儿，患症与高氏所论适合，他医用疏散药不应。脉之细涩，乃以当归四逆汤与之，一剂知，三剂已。

江西林某，营业长沙，身肥嗜酒，善啖。忽患胸中痞满，郁结不舒，医治三月不效。嗣后胸隔益胀满不堪，每以手重捶少止，已而复作，一日夜必数次或十余次，如是者又一月有奇。医皆莫识，惟饮食尚可，舌苔白，脉弦滑。余偶忆十余岁时，闻诸戚友，云有人曾得怪症，状与林同，医无治法。后因患他症大呕，痰涎中杂若黑虱者甚多，疾竟如失。因思林体肥而善饮啖，湿热素盛乃生痰、生虫之根据，所患之症，非痰即虫，惟有引吐一法可以治之。乃以莱菔子捣碎，以沸汤搅和，少凉，令其徐徐饮之，初次所呕皆痰涎，最后痰水中果有如黑虱者，顷之盈盆，蠕蠕而动，疾遂不作矣。可见人之疾痛，非耳目所能尽也。

邓某患疝，疼痛肿胀异常，恶寒，舌苔白，脉沉紧，与当归四逆加吴茱萸汤与之不应，乃加附子、干姜，三剂平复如初。

按：疝症经手治验者甚多，有用陈修园二陈汤加味者，有用大柴胡或大承气者，不及备载，皆由体气不同，寒热各异，未可执一也。

谢姓妇，前阴热痒，抓搔至皮破血流，无片刻停，医者用方内服外敷不效。舌苔白，脉之左手沉数，以龙胆泻肝与之而瘳。又一妇人前阴热痒，且有虫蠕蠕，亦以上方服之，并研杀虫末药，设法纳入，遂瘥。

汪氏女，年十余岁，忽恶食，自云秽臭不可闻，驯至月事亦不行，医治罔效，已两月矣。诊之，脉濡缓，舌色红，苔白。细询症因，据云清明节母命在山中守笋，坐卧湿地得之。因悟此乃湿热侵入血室所致，以小柴胡汤合二妙散加萆薢、桃仁、归、芍，三剂而月事行，渐次进食而愈。

木工李，体肥嗜酒，患肤痒，搔之虫蠕蠕盈指甲，医治数月无效。诊之，脉弦缓，舌苔白。皆由酒食侵淫，遂致肺失治节，肝木郁而生虫。乃以补中益气汤倍柴胡加白芍、蒺藜、杉枝、桑枝、枳椇子，并令戒酒，旬日而愈。

吴君迪光，江西人，营业长沙。患往来寒热，胸中痞塞，医以败毒及各种发散药与之，不效。易医以柴芍六君进，益剧。诊之，脉弦滑，舌苔白。曰：此痰热阻于隔膜也，少阳之气通于隔，故往来寒热。乃以小柴胡合小陷胸与之，一剂知，二剂已。

丁巳秋，余息影[①]常宁水口山矿务局。适张君惠畴之女工，肚腹膨胀，饮食锐减，骨瘦，身微热，贪眠，行动维艰，脉之沉微，舌苔白暗而黑。曰：此阴寒重症，幸未误药，及今图之，尚可救济。即疏理中汤加附子，嘱其连服数剂，即平复如初。

黔城向君之内政，娠已及期。一日腹痛甚，延诊。舌苔白，脉之沉缓无力。曰：尚非正产，切勿误认，与十全大补汤去桂，加鹿胶、艾叶，一服平复，后又十余日而娩，母子俱安。上案甚多，不能备载，书此以为先事慌张者戒。

嘉禾李君玉堂，当夏历六月忽患左足疼痛，卧床不可转侧，呻吟之声达于户外。诊之，脉沉紧，舌苔白，口中和。曰：此风寒直中少阴，法当用仲景麻黄附子细辛汤。旁有人咋舌言曰：天气暑热若此，麻黄与细辛同用，得毋大汗不止乎？余曰：此方并不发汗，非阅历有得者不能知，毋庸疑阻，即疏与之。三药各一钱，共仅三钱，煎水两杯，分二次服。一服知，二服即步履如常而愈。经方之神效，洵有令人不可思议者。

敲砂工人某，年十余岁，一日其母携来求诊，据云头晕已三日矣。问之，不知对答，但作哭形，双泪交流，面色惨晦，状如痴人，舌苔白，脉浮大而滑。余曰：此痰饮上逆，故现此症。与温胆汤去甘草，加旋覆、赭石、

---

①息影：亦作“息景”，谓归隐闲居。

南星等药，一剂知，二剂愈。因无力服善后药，阅数月又发，仍与前方，效如桴鼓。

工人李某，患感冒，医药屡更，益剧。诊之，恶寒发热，无汗，口渴，四肢顽麻，大小便俱不通利，已三日矣。舌色红而苔白如霜，脉之浮洪而数，此表症未除里症复急，法当表里两治，与防风通圣散两剂而瘳。

河南商城马君诚斋之内政，素体弱，孕才二三月，忽患昏迷，不省人事，四肢冷，面色惨白，顷之苏。嗣后或一日一发，或数日一发。时周公铭山，颇谙医学，与马有姻，尝为主方。以其症之稀见也，骇而辞却，嘱其专请余治。诊之，脉涩弱，舌苔淡白而薄，就叩所以。余曰：此即子痫也，凡气血虚弱之妇女，一遇胎结，则正气难免阻滞，不能周流，遂现此症，以补养之品调之，可无虞也。即疏归脾汤加味，一剂知，数剂愈。

语云：百病易治，咳嗽难医。盖以症之缘起纷繁，非明眼人，动辄舛错，每有愈治愈坏，致戕生命者，指不胜屈。龙王山工人某，云先年秋患咳嗽，屡医无效，已置之不理矣。今春，每逢寅卯时，喉间如咽火上冲，即连咳不止，晨餐后渐止，以为常，已三阅月，未少间。询之口中微苦，气粗，不渴，舌色红而苔白，脉浮大而满指，按之紧数。曰：此寒包热也，脉紧为寒，数则伏有热邪，彼粗工乌能知之？即与小青龙汤加石膏，一服知，再服已。

陈某，当夏历五月，患大小便俱不通利，腹胀不堪，已旬日矣。据云数年前，尝患此症，以服温药获愈，照方服之，不应。他医以通利药进，亦无效，改从暑热治，益剧。诊之，舌苔白，口中淡，脉弦缓。曰：此系风湿阻滞，肺失治节，脾失转输，故形此症。与麻黄加术汤益入紫菀，一剂知，再剂已。

安徽桐城马君铁珊之女工，年方十二岁，患温热症，大热大渴，汗出，双目红肿，口舌亦肿裂流血，头痛如劈，腹痛泄泻，臭不可闻，脉洪大而数。与大剂清瘟败毒散加减，二剂，各症稍轻，忽遍体发现红斑，仍用原方日夜进服，又四剂，十愈七八，乃去苦寒，加入甘寒等品，又数剂而始瘳。愈后半月，发、肤、手足爪甲俱脱，久而复生。甚矣！瘟热之毒焰，洵非轻剂所能侥幸也。

妇女似娠非娠之疾，或成癥瘕血蛊，或感异气而结为有形之物类，或由气结而渐变为水，古有之矣，从未见有始终纯由气积，酷肖真胎，而于脏腑身体毫无窒碍者。扬州方君禹金之继室，体素羸弱，月事愆期，余为治愈矣。一日延诊，云经断已及三月，未审是停是娠，脉之涩弱。曰：娠殊未确，但无他恙，可以美膳调之，不必用药。至五月又延诊，曰：脉如前，未必娠。自云腹内动，与娠无异。余答云：徐观后效，毋庸服药。嗣后期已九月，复诊，脉不少异，腹已高大，但较常娠差小，动时酷似真胎，两乳亦略起而有清汁，余念如果胎娠而觏此脉，后必难保危险。延至十一月未产。方君云：常娠不过九十月而产，今若此，殊难索解。余曰：娠十余月而产者，古尝有之，但其脉究有疑义，且徐俟之。后又数月，方君笑而告曰：内子之疾诚怪，自月事断及今十三月，昨今两日，腹响泄气不止，至晚腹消大半，今日仍然，腹已全消如常，又无他恙，岂非怪事？余曰：诚然，我未之前闻也。书此以谂世之究心胎产者。

福建闽侯陈君洁如之内政，每月事将行时必腹中痛，大便下白脓。诊之，脉弦迟。曰：此内有积寒，当以温药下之，疏方用《本事方》温脾汤。后陈君云：时期已过即愈，前方尚未进服。余心知其疑畏也，笑而颔之。嗣于数月后又延诊，云旧病曾请某医举方，屡治未效。余曰：方犹前也，毋庸疑阻。嘱以一剂不应，必连二剂或三剂。不料其内政仍心怀疑畏，每日止进一杯。越二日，又延诊。余曰：药虽对症，日服一杯，药不敌病，乌能有效，自后务必连服数杯，药乃接续有力，以大便下尽黑粪或白脓为度。始照法服之，下黑粪甚多而愈。以后月事如常，旧恙不复作矣。

袁君友松，宁乡人，性谨愿[①]，生平笃于自信，尝以体素羸弱，非补品不敢沾唇。仲秋时节，陡患泄泻，日数十行，继以红白，腹胀痛不可忍。适余偶过访，即挽之主方。脉之弦紧，舌苔白而湿滑。即疏胃苓汤加味，

① 谨愿：谨慎。

嘱其连服两剂，如疾不减，当另易方，势虽剧，幸勿乱。袁君疑药之克伐，仅煎进一杯，即谋另医。值友人问候，为其谙医道，示以方，劝其当照服两剂，徐观后效，始再进一杯，见疾未减，即用他医方，药愈乱，疾益剧。乃延谷某治之，用大剂滋补品，三日势转危急，粒米不入，体亦疲困，卧床不起，谷辞不治，云已无脉。举家惊慌绝望，为具后事，病者亦自分死矣，遂不服药。又三日，疾如故，同事皆云病虽十分危急，不可坐视。日已晏，其侄祝候君至，云家叔病曾承费心，今若此，未审可以挽救，请往视之。余曰：令叔之恙，前此开方时，已剀切[1]言之，若听余言，必不至此。今孱弱之躯，药误几遍，阅时又久，恐无及矣。袁君曰：奉叔母命而来，不论如何，当请枉顾。余以袁氏叔侄间交情素厚，不忍卒却。诊之，脉仍露弦紧状，舌苔湿暗，自言腹中胀痛，并述前药屡误，此后请用何药，但语言间不相接续。余一一佯诺，就榻前立方示之。退就他室谓其侄曰：脉有生气，前医谓无脉者，当系误用补药而伏也，但疾虽可治，奈令叔本不知医，而性颇执，榻前之方，乃一时权宜，不欲逆病者意耳。人心为君主之官，心之所至，药气每随之而行，一逆其意，药虽对症，必缘思想而弊端从生，此事主权全在君身，余另有真方授服，但不可令病者知耳，袁君唯唯称善。即疏《本事方》温脾汤以祛

① 剀切：切实。

积寒，三服，痛胀顿减，稍进糜粥。嗣后或用胃苓合左金加党参，或用补中益气合左金，渐次向愈。其中权宜迁就者又五方，最后以十全大补加味进，始告以真方，时则已能于室内自由行动矣。计自病剧以至痊愈，又历半月之久，举家感激，至登报鸣谢。人或谓余何不惮烦？答曰：枉道徇利则不可，至枉道救人，即嫂溺援手之道，圣者不之非也，又何尤焉。

黄海廷之儿，年七岁，发热口渴，腹痛，口不欲食，已半月矣。诊之，脉数而促，舌苔黄燥而色鲜红，痛处不可手按，人疲倦而烦躁，大便不畅，小溲黄浊。审知食积久而化热，本宜用大承气，因虑其体羸不胜，乃以三一承气汤加党参服之，一剂便行，二剂下黑粪甚多，热退渴止痛减，脉亦不促矣。改进柴芍六君一帖，腹痛又作，而身微热，知积未尽，再以大柴胡汤两剂而瘳。

周某之妻，年二十余，患后阴热痛而肿，继连前阴亦然，小溲短热，行动维艰。其夫请方，余疑其为淫毒也，却之。他医以发散及寒凉清利进，益剧。驯至咽喉亦肿痛，水谷难入，复再三恳求。诊之，脉沉微，舌苔白而滑。曰：经言"肾开窍于二阴"。肾阳不潜，浮游之火蔓延上下，故见此症。以《济生》肾气丸与之，一剂咽痛止，二剂肿痛减半，三剂顿愈。

漆工余某，郴县人，患胸背作痛，或因感受寒热痛即加剧，又每至晚间辄噎食臭，腹饱胀或微痛，不能进食，医治不痊，已十年矣。近一二年内，夜及晨必泻利一二次。脉之，沉紧而弦，舌苔灰白。与瓜蒌薤白桂枝汤不应，本拟用乌头赤石脂丸，适合有神保丸，即以七粒与之，令其用温开水送服。间二日复来，据云日前心疑药少力薄，恐难获效，因将所授丸药嚼碎，用开水送下，顷之泄泻，至傍晚已十次，饮冷茶一盅即止。今则胸背不复痛矣，但晚间腹胀、干噎及晨泄，尚未痊愈。为疏理中加附子、吴茱萸、骨脂等药，令其多服而痊。

长沙刘君鑫森之母，年近七旬，体气素旺，不亲药饵。一日感冒，发热畏寒，身体疼痛，无汗，心烦恼不堪。诊之，脉浮紧，舌苔白而薄。余曰：此与《伤寒·太阳》篇大青龙症正相吻合，即疏大青龙汤授服。次日复延诊，刘君云：昨日之方，见者咸宜阻之，多以高年宜用温补为言，议论纷歧，莫衷一是。幸尊方为向所深信，即一概谢绝，照方煎服，今疾势已减大半，则方之获效，不辨自明。余笑应之曰：仲景真方，非特门外汉不能知，即个中人多不能领会，每有方甚平常，施之大症，辄获奇验。亦有方似奇险，用之得法，效如影响者。故古圣之方，非精思不能窥其奥窍，非屡试不能识其神奇。若大青龙汤，乃百试百验之方，所患者症不确耳。吾临症拟方时，曾再三审慎，若旁人异议，不足深怪。今若此，当将原方再进一服，即照方服之。至其明日，寒热身痛悉瘥，惟心烦未愈，舌苔转黄色，脉弦数，与栀子豉汤两剂不应，改授黄连阿胶汤两帖而痊。若不凭脉症，而但怵于高年，即施补养，而或以搔不着痒之方塞责，万无愈理，庸医杀人，此其一端。精于斯道者，自能辨之，断不嫌言之过激也。

工人谷某，先得外感，继转疟，热多寒少，大渴多汗，以金鸡纳霜服之，不愈，即加倍进服之，疟止。阅日复作，又加倍吞服，旋止旋作，已而面目手足俱浮肿，踵门乞方。脉之弦数，舌色红而苔白，与小柴胡加花粉、知母、常山、青皮，于疟未发先一时进服一帖，疟止，嗣与调理，各恙遂痊。

火车站工人某，年五十余，遍身肿胀，色黄而暗，饮食锐减，医治益剧，自分死矣。踵门乞诊，脉之，紧而缓，舌苔灰白而厚滑。与五皮饮加荆芥、防风、紫苏，三帖，身微汗出，肿消大半。改用真武汤加防已、木通、椒目，数服而瘳。

矿工扬州黄某妻，患咳嗽，久而不愈。据云毫无余症，惟五更时，喉间如烟火上冲，即痒而咳嗽，目泪交下，约一时许渐息。发散、清凉、温补，备尝之矣，率无寸效。脉之弦数，舌色红而苔白。曰：此有宿食停积胃中，久而化热，至天明时，食气上乘肺金，故咳逆不止。医者不究病源，徒以通常止咳之药施之，焉能获效。为授二陈汤加姜汁炒黄连、麦芽、莱菔子，一帖知，二帖已。上症验案甚多，聊举其一，不复赘云。

机械工某之父，年近六旬，初患外感夹积，医以发散消食之品与之，寻愈矣。已而腹胀痛，泄泻不止，更数医，率用破气消耗进，疾益剧。肌冷汗出，呼吸气促，不能接续。时时登厕而无便，饮食不入，已数日矣，自分不起。其子踵门求诊，脉之，浮大而虚，舌苔灰暗湿滑，检方盈寸，殊堪喷饭。曰：此虚寒而中气下陷，再投前方，命其休矣！即授补中益气汤加乌附、干姜大剂，嘱其不避晨夜，陆续进服，四剂而瘳。

《伤寒论》云“太阳病不解，热结膀胱，其人如狂，血自下，下者愈”。按：“热结膀胱”，即热入血室之变文，以血室与膀胱相连也。其曰“其人如者狂”，即包括小柴胡症谵语见鬼在内。又曰“外解已，但少腹急结者，乃可攻之，宜桃核承气汤”。所谓“急结”，即兼有抵当汤症之硬满在内。病变不一，古文简略，读者当扼定病源，即其常以通其变，断不可死于句下，所谓“知其要者，一言而终，不知其要，流散无穷”也。吾临症凡三十年，所见热入血室，在男子因伤寒而传变者绝少，而以妇人关于月经者为最多，兹述一二，以例其余。

赵公惺予之家妇，因经水适至，患往来寒热，身体疼痛，无汗，脉浮紧，与小柴胡汤加麻、桂等药两剂微汗之。寒热身痛已，嗣复经水中止，腹剧痛如被杖伤，不可手按，伛偻不能行动，按脉弦数。审系热入血室，以年少体强，即授桃核承气汤一服，下黑粪，痛减，二服霍然。同时陈君洁如之内症，症与上同，但身不痛而汗出为异，与小柴胡加桂尖二服，外症已，旋患少腹疼痛，如杖伤然，以体素弱，恐其不能胂[①]受桃核承气，借用四物去地黄，加桃仁、红花、桂尖、醋炒大黄，两帖，下黑粪甚多而愈。上二症皆无谵语见鬼症，而少腹痛如杖伤，又仲师引而未发之旨，学古者所以贵得言外意也。

李某，当夏暑时，初患外感，医治不如法。十余日后，忽大汗大渴，身大热，时作谵语，群医以症属罕见，却辞不治。踵门求诊，询知身虽恶热，而足下却畏风而冷，切脉洪大而缓，舌色红而苔白且厚。曰：大渴、大汗、身大热而谵语者，三阳合病，为白虎汤之的症，仲景《伤寒论》已明言之，足下畏风而冷者，兼有湿也。即与白虎汤加苍术，一剂知，二剂已。

邓某之妻，小产后患感冒，杂治不痊，已而身大热，多汗，少腹硬痛，势已濒危。其夫仓皇乞诊，脉之弦数，舌色红而苔白。询知痛处手不可近，溲便皆不通利。检阅前方，皆与症反，殊为可哂[②]。审系瘀血停蓄为患，本宜桃核承气汤，以病久人困，虑其难于胜受，乃变通用四物汤去地黄，加桃仁、红花、肉桂、醋炒大黄，一剂下黑粪，痛减七八，再剂而愈。

---

①胂：《集韵》胂，身也。

②哂：音 shěn，可笑。

窿工[1]石某，因在窿内供役十余年，蓄积寒湿，两足及腰酸痛。医者概以搔不着痒之方施治，遂日以剧，肿痛难行，面目暗黄，亦露肿痕，舌苔白而湿滑，脉沉弦而缓。与麻黄五积散加附子六剂，肿消痛减，继受真武汤加木通、黄芪、椒目，又五剂而瘳。同时又一窿工邓，患与石大同而小异，亦以前方加减获效。上症最多，不能备举，惟症变异同之处，在医者善于变通也。

机械工某之妻，患前阴热肿痛痒，最不能堪，医治逾月，毫无寸效。其夫踵门乞为一诊，脉沉弦而滑数，舌色鲜红而苔白，口苦咽干，不喜饮，溲数而短热，知系厥阴风湿，久而化热生虫所致。即以龙胆泻肝汤加黄柏、知母，服五六剂，并外用杀虫清热去湿之药敷洗而愈。

工人黄某，素嗜酒而多湿，初患感冒，屡治转剧，因迭进温补，痰咳神昏，头晕耳聋，胸痞而呕不止。脉混淆不清，舌红而苔垢，口臭逼人，不可向迩，医皆却走，哗以不治。余曰：此湿郁化热，为温补所锢闭，胸中大气，失其升降，邪热痰涎无从宣泄，故现以上险恶之症。法当清利湿热，涤除痰垢，使胸隔宽舒，肺胃清肃，则乾坤自有一番新景象。疏方用小陷胸合温胆汤，加黑栀、槟榔、木通、滑石、竹茹等药，三帖而诸症顿减大半，脉显滑数，小溲热赤，大便通利。复就原方稍为增减，又数帖，各恙递蠲，舌露鲜红，改授养阴清热

① 窿工：清理废窿。

而瘥。

窿工某之妻，年四十余，正月经将断未断之候，患前阴热肿痛痒，赤白淋漓不止，极难忍耐，已逾一年，医治毫无一效。诊其脉沉微，舌色暗淡，微露湿白苔，口中干而不渴，头时眩晕，行动时两脚软弱，不能任身。审系肾家虚风所致。经云“肾开窍于二阴”，虚则内风煽扰，发生似热非热之症，故屡服清热祛风利湿之药，疾必益剧。乃以八味丸作汤，加蒺藜、牛角腮，进服二帖，症愈大半，五帖痊愈。

中国地气，高处多寒，低处多热，土著平民，恒感受而成为偏胜之疾。故医者为人诊治，必参究天、地、人而为调剂，方能有济。微论其他，即湖南一省言之，宝、永高燥而多山，麻、桂、姜、附，人多能受；岳常卑湿而多水，腠理疏脆，上药即不可概施。余曾治先从兄念农之满妹，用乌附至二十余斤，已属罕见之事，案已载上卷。近水口山矿局漆工余某之妻，年近四十，得阴寒大症，已一年矣。初起时尚微，不甚介意，迨后每发益剧，踵门求诊。据病者云：左边少腹内有块，常结不散，痛时则块膨胀如拳，手足痹软，遍身冷汗，不醒人事。或二三日一发，或五六日一发，医药讫无寸效。阅所服方，厚积数寸，令人捧腹。脉之沉紧，舌苔白厚而湿滑，面色暗晦，即与通脉四逆汤，乌附用八钱，连进三剂，痛止。令其守方多服，免致再发。嗣因止药又发，另延他医治之，逾二旬，痛如故，仍来求诊。余曰：症本不易治，岂可付毫无学识之辈，而以搔不着痒之药图治乎？阅方果皆庸俗不经，复以通脉四逆加吴茱萸、乌附每剂一两，续加至二两，服十余剂，痛已不作，而内块未散。因念《金匮》“寒疝腹中痛，逆冷，手足不仁，若身疼痛，灸刺诸药不能治，抵当乌头桂枝汤主之”，惟乌头不可得，即用生附片一两，照方煎服。至四帖，脉紧稍减，内块渐小，食量增，精神益振。但药方为俗所未见，莫不惊骇，群疑众谤，时闻耳鼓。幸病者性颇慧，谓药业与症对，当多服图效，不肯更易，并求增加附片至二两，余允之，又服数剂，内块递减。嗣复陆续增加附片至四两，已服两帖，其夫虑其病久且死也，时值冬杪①，谋舁②归，求另方。余曰：方无以易，惟途中仍不宜缺药，当预购以备服，即携药四帖而行。计旅行三日，尽三帖。至第四日抵家，病者体气日健，喜出望外，即取余药一帖，浓煎大碗，一饮而尽，顷之，面热如醉，手足拘挛，舌尖麻，已而呕吐汗出，即平复如初。忻③然向其夫而言曰：吾病其瘳矣！萧先生先见之明，果然不爽。自后毋庸服药，竟不药而诸症如失。次年春，其夫复至矿局，备述如此。尝谓大病必须大药，非特医

① 杪：音 miǎo，指年月或四季的末尾。

② 舁：音 yú，轿子。

③ 忻：音 xīn，同“欣”。

生必有确定之见，又必病家信用之坚，两者相须为用，方能奏回天手段。如上症苟非病者信服不疑，必为旁议挠惑，功败垂成，反使门外汉得以借口，而真见病源者不免代人受谤，无从辨白，自古名医之身遭其厄者，何可胜道！吾于斯症，何幸而获免也。

壬戌夏月，据报载各省患霍乱症者甚多，死亡接踵，而小儿尤甚，嗣闻衡阳及常宁地方亦然。余在水口山矿局，闻诸道路，皆云医治罔效，不禁哑然。但以未曾经见，不便臆断。适同邑陈君质彬之女，生才六月，陡患此症，呕泄无数，发热汗出而渴，手纹色紫，以竹叶石膏汤加栀子与之。阅数日，闻手足厥逆抽掣，口鼻皆冷，死而复苏者两三次。复过诊，手纹深紫而硬，舌苔干黄生刺，查系妻亦罹重恙，见是女症殊险恶，已无生理，付之乳母，怠于救治，药不时进，故尔至此。乃改用姜汁炒黄连一钱，生石膏三钱，黑栀子三钱，法夏一钱，香豉一钱，蚕砂一钱，鲜竹茹钱半，吴茱萸一分，生甘草一钱为剂。嘱其浓煎连服，尽二帖，呕泄止，乳食如常，仍以竹叶石膏汤加栀子，再两剂而愈。自后经手治愈者甚多，率以凉药获效。其用霍香正气、平胃等方者，多致不救。而盲从者流，漫谓时疫流行无从救济，岂其然哉！同时陈君之第二子，年甫三岁，患疳积，口渴，不时泄泻，间有微热，肚腹鼓胀坚硬，久而未愈，适送眷回家，请方。用党参、淮山、五谷虫、虾蟆、鸡内金、楂炭、黄连、楝实、青皮、云苓等药为方授之。嗣后陈复至局，询知归家照服数帖，各恙悉蠲，身体肥健如常矣。

胡某，初患头晕心悸，余以清热祛风涤痰之剂服之而愈。阅数日复发，医用疏利不效，继以温补，愈治愈乖，仍来乞诊。询知胸中窒塞，口苦，时时呕恶，大小便亦滞塞不通，粒米不能下咽，气喘，夜不安枕，时有谵妄，脉之沉极而滑，舌绛苔浊，秽气逼人。盖为误服温补，阻塞肺胃升降之机，以致痰热无从宣泄，故增出以上恶症。即用黄连、瓜蒌皮、枳实、法夏、栀子、旋覆、赭石、石膏、胆星、贝母、海蛤、花粉、黄芩、菖蒲等味出入为大剂，调入竹沥、姜汁，服五帖，诸症递减，乃去苦寒，参入甘寒清润等药，又十余帖，始获痊愈。

敲砂工某，先患伤寒，杂治不痊，乞诊。脉之紧数，询证恶寒发热，无汗，口渴，骨节烦疼，腹胀，两腿麻痹，大小便俱不通利，与刘河间防风通圣散两帖，诸症顿减。已而转疟，热多寒少，口苦，时呕，胸痞，舌绛苔垢，脉滑数，与小陷胸合温胆汤加黑栀、黄芩、知母，三帖，疟已。改用清利小剂而瘳。

窿工某，因外感转疟，单热无寒，大渴大汗，舌绛而苔白，厚如积粉，口苦，秽气逼人，胸满而喘，头晕痛，食入则吐。疟发时，人事不醒，时作谵语，已旬日矣。阅前方，或表散，或清凉，皆用柴胡，医治益剧，诊之，脉洪大而滑数。曰：此乃湿热挟痰，故显以上各症。柴胡具升发之性，本少阳要药，而脉不弦者，则与少阳无涉，误用柴胡，则少阳之气有升无降，诸经之气亦随而上逆，况兼各种病邪，助纣为虐，遂致肺胃二者皆失其作用，欲却病而反以增病，皆由医者固执不通之过。救误方法，当以荡涤痰饮、清利湿热为主，使肺胃二气得遂其通降之枢机，则病邪无所依据，自然退避矣。疏方小陷胸合温胆汤，加黑栀、石膏、胆星、建菖蒲、竹茹等药，为大剂，一帖，呕吐止能进食；二帖，诸症十愈六七；三帖，疟止。乃减去苦寒，加入甘寒清润之品，又数帖而瘳。

张某，年才二十余，平日强健，略无病苦。一日晚间二鼓时[①]，陡患狂妄，不省人事，数人捉之就床横卧，手足躁扰不宁。据旁人及其弟云：先此毫无他症，莫知所以。脉之浮大而虚，断为虚狂，大抵必受意外惊骇，或他事刺激，及忧思过度，遂心神飞越，出现似狂非狂之症。疏方用大剂归脾汤，嘱其从速购服一帖，比晚熟睡，至次晨，病即如失。询知先日因过船失足受惊故尔，继思上症幸未汗出，又不曾误药，故能回元气于无何有之乡，否则生死难以逆料也。

长沙刘君鑫森之少君，年甫五岁，平日喜食糖点，久而成积，初不之觉，已而间作腹痛，所下之粪，杂有白脓，犹谓偶然小恙，未遑医治。继乃渐剧，日常数次。诊之，脉弦缓，舌苔淡白。因其赋禀薄弱，不敢径施下剂，乃变通用理中汤加大黄服之，不应，遂以理中合小

① 二鼓时：打二更（晚上9点）。

承气二帖，下黑粪甚多而愈。

新化唐君汉三第二少君，甫四岁，一日延诊，云近旬内每日必大便五六次，或七八次，粪略稀软而不泄泻，此外毫无疾苦，筋纹淡红。比疑外感夹食，与平胃散加味不应。断为脾弱肝强，用四君加青皮、川楝、蒺藜等味，培土而制木，三帖，即霍然如失。

工人蔡某之妻，每日自午至子，手足心热，心中烦热，不得卧，短气懒言，饮食递减，身弱，艰于步履，不时咳嗽，已数月矣。脉之弦缓，舌苔淡白，口中干，喜漱水而不欲咽，以黄芪建中汤与之，守服三十剂而安。

窿工某，先因感冒，杂治不效，已而转疟，又十余日，危殆已极。延诊时卧床昏睡，不能起坐，问之不知答对，气息仅属，粒米不入，已三日矣。脉浮缓而虚，舌苔灰暗，面色惨晦，询之旁人，但云午后微热，不知其他。阅所服方，皆庸俗搔不着痒之药。即以大剂六君加香、砂、草果、乌梅与之，二帖，神颇清爽，略进糜粥，再三帖，疟已，眠食稍可。更方用大剂六君加姜、附，数帖而瘳。

机械工某，先患外感，医用表散，寒热退，已而痰嗽呕吐，左胁下痛不可耐。舌绛苔白而厚，脉弦滑，断为肝邪挟痰饮上逆，以致肺胃之气不能通降。检所服方，皆温燥升提之品，愈服愈乖。治当涤降痰饮，肃清肺胃，兼以清热平肝，则病可愈。为疏温胆汤加旋覆、赭石、川楝、白芍、青皮、竹茹、栀子、黄芩等药，二帖，呕平，胁痛、咳痰减，再两帖而疾去八九，改投清润疏降而安。

工人之父某，年近五十，患心气痛，杂治不瘥，已逾年矣。每有劳动，或用心稍过，即痛甚。诊之，诸脉如常，惟左寸略微细，舌苔淡白，面晄白而神不敛。即疏六君加归、芍、薤白，服四帖，不应，改用归脾加建菖，一剂知，二剂疾如失。继思上二方，无大差别，而效不效若此，医药之微妙，诚未可掉以轻心也。

窿工某之妻，年约三十，产后患感，杂治不痊，已两阅月。延诊，身微热，口渴，但欲漱水而不喜多饮，面若火烘，头晕目眩，脉浮大，按之虚散，与当归补血汤。记用黄芪一两、当归三钱。其夫以药味少而价昂，疑不购服，改用他医方，愈剧。逾旬复乞诊，以实告，询之症尚如前，令速照方煎服，毋得再延贻误，果三帖而安。

工人某，患泄泻，日数十行，医以表散温燥药进，泻略减，而咽喉痛，杂见白点，咳嗽，痰中带鲜血，身大热，汗出，遍体红斑，口干，不甚喜饮，年未三十，两人掖而求诊。脉浮数而促，舌鲜红多刺，苔微黄，小溲短赤而数。余曰：此乃秋燥症，泄泻者，肺热移于大肠，脏邪传腑，自寻出路，正是佳兆，乃反其道以行之，幸泻未全止，治节之权，尚存一线。而喉关见白而痛，咳嗽带血，则肺金受伤，已非浅鲜，及今图治或可挽救。与大剂养阴清肺汤加石膏、知母，三帖，症减大半，嗣就原方加减，又十余帖，始获全愈。

机械工某，患伤寒，杂治逾月，各恙渐次向愈，惟口渴时呕，小溲不禁，有时而遗。踵门乞诊。舌绛而苔淡白，脉浮大而数。曰：此阳明余热未净，故口渴而呕，热气上灼肺金，治节无权，不能收摄津液，小溲所以不禁而遗也。与竹叶石膏汤三帖，遂霍然已。

敲砂工某，先患感冒，继转疟，旬余不痊。询知单热无寒，发时两足冷如水浇，大渴大汗，舌色红而苔白，脉洪大而缓。审系阳明湿热，不关少阳，故脉无弦象，与白虎汤加苍术，一帖知，三帖已。同时又有工人，亦患单热疟，惟身疼痛，喜呕，脉浮大而缓为异，与白虎加桂枝汤而瘳。

工人陈某妻，患病旬日，自以单方疗之，不应，更数医亦无效。一日两手拳曲而振掉，身大热，面赤口渴，无汗，大小便不通，举家惊扰。诊之，脉浮洪而弦数，舌红苔黄燥，即为刺少商穴，两手即伸，审系表有风寒而里有实热，法当表里两解，与河间防风通圣散，两帖，汗下兼行，诸症悉愈。继转疟疾，热多寒少，改用小柴胡去法夏、人参，加桂枝、花粉、知母、常山、青皮，三帖而安。

篷工某，患冬温，初微恶风，四肢串痛，头痛而晕，口渴，发热微汗，医者与表散药，益剧。延诊，身大热，大渴，心烦，口苦，汗出如浴，头痛如劈，咳嗽欲呕，舌鲜红有刺，苔薄而白，脉洪大而促。即与大剂白虎加黄连、黄芩，三帖，诸症悉退，改用清润养阴而瘳。

醴[1]陵郭君小纯，一日忽头痛而晕，不能起床。自云如被酒醉，神思不甚清爽，身如寒无寒，如热无热，两足间形顽麻，干咳欲呕，身无汗，舌无苔，尖微露红点，夜不成寐，口中涎沫多，间露苦及甜味，小舌曲而偏右，时觉梗塞，脉模糊不清。细察病情，知系冬温，而脉症不甚明了，皆由温邪侵袭经络，游行肌腠，尚未内犯，故口不甚渴，舌亦无苔，兼之脉象模糊，犹是云遮雾隐时也。为疏辛凉平剂，加入轻清宣泄之品，每日两帖。至三日，身微汗，头痛顿减，诸症亦退。苔微现黄白色，舌尖仍露红点，脉转滑数，旋复胸隔痞满不舒，欲呕不呕，为温邪由腠理侵入膈膜，兼挟热痰使然，乃用旋覆代赭石合小陷胸并加薤白、栀子等药。二帖，胸隔宽。正拟进善后方，讵意余焰循肺系上熏而喉痛，沿胃经逆行而上下牙龈亦肿胀且痛，用玉女煎，以元参易熟地，一帖而喉恙除，龈肿亦消大半。阅日又忽胸痞，因取前旋覆赭石汤再加石膏、知母，连进七八帖，始获全愈。上症缘病者体气素蓄湿热，故温邪袭入，以类相从，不免助纣为虐，变症所以驳杂，相机用药，未可以寻常温病例视也。

朱君云轩，汝城人，其内政素患白带，外科以丹丸服之，大泻而口流涎沫，遍身发现疹疮，寻痊愈，已旬日矣。一日左胁及少腹痛连尾脊骨，如有物横梗，寒热往来，日夜呻吟，至不能堪。诊之，脉弦数，舌苔白而

①醴：音lǐ。

尖露红点，与小柴胡去参、枣，加木通、青皮、橘叶，二帖而痛平。因性不喜药，延至六七日后，痛复作，大便不利，知丹药留毒所致，乃以大柴胡汤下尽黑粪，并嘱以绿豆煎汤兑地浆[1]冷服数日，即可除根，嗣即平复如初。逾旬，陡患大热大渴，微汗，头晕痛，疑为旧疾复发，促诊，脉浮洪而促，舌色鲜红。余曰：此与前症无关，乃新感冬温也。即与葱豉汤加青木香、石膏、白薇、沙参，一帖而瘳。

窿工某，患冬温，头痛，初微恶风，时发热，微汗。医者以消风、败毒等方进，遂大热大渴，汗出如浴，头痛如劈，眩晕不能举，咽喉亦肿痛，水谷不入，时露谵语，舌鲜红有刺，无苔，脉浮数而洪，即与大剂白虎去粳米加生地、花粉、栀子，两剂，大便泄泻如沸汤下奔，诸症减十之五六。病者以腹泻疑药过凉所致，请更方。余以其愚昧无知，不与置辨，因权辞曰：症既变，方自当改易，乃疏白头翁汤加入石膏、知母、蕤参、生地、花粉等品，三帖泻止，各恙悉退，以清润养阴善后而瘥。

窿工某，先因下窿失足，手足毁伤疼痛，伤科家已为治愈。嗣复咳嗽，往来寒热，两胁及胸隔作痛，舌苔淡白，脉弦数。审系内部蓄瘀未尽，兼感外寒所致，为疏小柴胡汤去参，加桃仁、红花、荆芥炭、桂尖、赤芍、归尾、鲜橘叶等品，告以服药后大便当下黑粪，以尽为度。服三帖，黑粪始下。踵门乞更方。询知粪色正黑，痛减大

① 地浆：即地浆水。

半，仍嘱将原方再进，又四帖，黑粪尽而各症皆瘳。

木工某，患遍身重痛，头晕，身微热，冷汗不止，脉沉缓而迟，舌苔湿白，咳嗽多涎。医以败毒、香砂、二陈等方与之，不应。为疏五积散去麻黄，服二帖，冷汗、头晕、身热痛等症均愈，惟腰脊间有重痛，牵引小腹，因于方中加附片、盐水炒杜仲，又二帖而瘥。

篷工朱某，每大便则下血如注，已一月矣。杂治不效。脉弦缓，舌苔湿白，与黄土汤加当归、白芍，以赤石脂易黄土，服三帖血止，再两帖而安。

王某，患下血稠黏，间露里急后重，发散、升补，备尝之矣。踵门乞诊，脉弦数而沉，舌鲜红而苔黄燥，与白头翁汤加僵虫、乌梅，五帖，遂霍然已。

工人妻，年三十许，娩后十余日，恶露已尽，偶因感冒夹食，腹及胁痛。医者疑瘀血为患，以破血降气药与之，不效。继更数医，率用桃仁、红花、三棱、莪术等品，愈治愈剧。一日医用桃仁承气煎好，进服一杯，即昏愦妄语。延诊，脉如蛛丝不绝，气息奄奄，手足如冰，汗出，面上黑气满布，口唇惨白，舌苔黑滑，即用大剂通脉四逆，冷服一帖，苏醒。厥回汗止，改用大剂附子理中汤，三帖，遂霍然已。

《灵》《素》《伤寒》《金匮》诸书，为医学家之鸿宝，其所著经络脏腑、气血交会、生克制化种种洞垣，诸妙理皆精确不刊。故医者本以疗疾，合则生，不合则死，如响应声，毫无差谬。壬戌冬仲，吾得腹中痛疾，作止不常，亦不甚剧，以其小恙也，忽之不理。久之，食量渐减，亦未介意。一日席间，友人注目吾面，云：君鼻间何为发生青色？退取镜视，果有青色一道，如拇指大。因思《金匮》云“鼻头色青，腹中痛，苦冷者死”。此乃木郁克土，殊非细故，若再不治，恐有性命之忧。即疏平胃散加桂尖，煎服一帖，次日青色即退大半，腹痛如失。续进两帖，青色缩至十之七八，改用桂枝人参汤加附子，又数帖而痊愈。夫人身脏腑内部之疾，其气色发见于头面及胸背四肢者，不一而足。故医者为人治病，苟不精研《内经》、仲景之书，即无由见病知源。若鲁莽从事，方虽千易，疾不少减，甚者有病之脏腑未受其益，无病之脏腑反遭其殃。盖病有本而徒治其标，所谓盲从而已。

长沙罗君筱誉之继室江右陈氏，初生一儿，甫四日，即不乳不啼，面露黄色，疑为饱乳酣睡，略不注意，至五日仍然，迄至第六日傍晚始延诊。时已昏夜，见其满面如栀子染黄。曰：此乃脐风之最重者，今已后时，恐难挽救。即命启视肚腹，验其是否现有青筋，燃灯烛之，恍觉青影，不甚明了，两手筋纹亦不甚著。再四图维，谓轻证灯火犹可获效，此等剧症，非艾灸万无生理。乃用艾捻作小黑豆大，削极薄生姜片，贴于脐上一寸许，甫二壮，即啼哭有声，但细而幽长，有异平时。至第三壮，啼声大作，音甚嘹亮，即以乳授之，略有吮意，惟口甚松。是夜但用薄荷少许煎水与服，未进他药。次早，询知午夜后已能吮乳，啼声如常，面部黄色退去大半，身及肚腹作热，审视舌色及两手筋纹，又内蓄风热，心殊骇异。启验脐上青筋，则已冲至心窝下，仍为灸艾炷三壮。又令检视儿乳，见左乳内有小核，以两指轻挟，捻去白汁，为疏全虫、黑栀、黄连、蒺藜、钩藤、蝉蜕、芥穗等药以祛风清热。其明日乳食复原，身热亦退，惟肚上青筋尚存十之二三，复用艾炷灸三壮，将前药再服一帖，各恙始平。夫小儿初生七日内，脐风最宜慎防，而人多昧而忽视。或虽知之而不谙治法，鲜有不贻后悔者。吾愿世之为父母者，其共知之。若为医者，则尤宜平日实心研究，庶不至茫然无措也。

芫花、大戟、甘遂之与甘草，药性相反，古有明文，故方剂中不可合而并用。苟一误用，必至杀人，医者所共知也。此外，未见与甘草相反，而其害且至于杀人者。当清末时，医士颜君意禅，笃实人也，一日告余曰：曾在某邑为人治病，见一奇案，令人不解所以。有一农家，人口颇众，当冬月塘涸取鱼，煮鱼以供午餐，丁壮食鱼且尽，即散而赴工，妇女童稚数人，复取鱼烹治佐食。是晚有一妇，初觉饱闷不适，暱[1]就床褥，众不介意，次早日高，呼之不起，审视则息绝尸僵矣。举家惊讶，莫名其故。再四考查，自先午同餐后，未进他项饮食，亦无纤芥[2]事故。因取先日烹鱼釜察视，除鱼汁骨肉外，惟存甘草一条，约四五寸许。究问所来，据其家妇女则云

①暱：近。

②纤芥：细微。

小孩辈喜啼哭，每与甘草与饲，釜中所存，必系小孩遗落者。又检所烹之鱼，皆系鲢鱼，并非毒物，即甘草与鲢鱼同煮食之，亦不曾有相反毒人之事。且众妇及小孩数人同食，虽间同有饱胀不适情形，亦无他端剧症，何独一人偏受其灾。顷之，邻里咸至。又久之，死者母家亦至，究问死状，主人以实告，不之信，喧哗终日，莫能决。中有一少年最放肆凶暴，大言于众曰：甘草、鲢鱼同食毙命，千古无此奇事，人命至重，岂得以谎言搪塞！若果然者，可再用此二物同煮与我食之，我虽被毒，死亦甘心，断不谁问。即促同来母党照办，众疑莫敢先发，其人再三督促，并亲自手擎二物付釜同煮，俟火候至时，即命取盘箸陈列席间。旁人疑阻者，辄怒斥之。其人即席大啖，并笑旁观者愚暗胆怯，且食且言，顷之而尽。是晚在他人视之，无甚痛苦，其人亦无若何表示，至其次晨，则僵卧不起矣。群众观之，同声大呼曰：甘草、鲢鱼同食，果然杀人！疑案遂决，因联名禀县，县知事以其案之奇特也，阴遣人侦之，略无异言，始准予存案，并出示通知，此案遂寝。夫甘草甘平无毒，而能解百毒，人家池塘所畜鲢鱼，为寻常服食之品，并未闻含有他项毒性，同取煮食，果至杀人，其所以然之理，究不能臆测。因二物最易相犯，人每忽不加察，兹故表而出之，附诸医案之末，聊补本草之所未及，且以俟后之博雅君子。

先考[1]医案

先君子瑞器公，自弱冠厌弃科举，究心医学，里鄗[2]咸称颂之。殁后数年，尚有不远数十百里踵门乞诊者。生平治验医案颇多，以未编辑成帙，散佚殆尽，零金碎锦，倍形珍重，搜录数则，聊备诵芬云尔。

清光绪癸未甲申间，吾乡数十百里内，多患阴寒白喉。或现白点，或白块满喉，饭粒可进，惟饮水及咽津则痛甚，身微热，舌苔或灰白，或浅黄而厚，如结痂状，脉多沉紧而弦，或沉缓无神。他医率用表散及寒凉，十治十死。先考独得其秘，每用通脉四逆汤奏效，甚者方中用生乌附八钱至一两，连服五六剂或七八剂而愈者，起死回生，同道中莫不骇为奇异。一遇上症，咸逊谢推荐。尝谆谆教伯章兄弟，故知之最悉。又如邵阳周某、黄某白喉治验，皆所目见，计当时经手治愈者，不下数十百人。伯章自行医以来，经验他种白喉极多，独于以上阴寒剧症，未曾一见。不审当日何以若此之多，而先考独能于仲景《伤寒》方中探骊得珠，宜为同辈所叹服也。

---

① 先考：对已离世的父亲的称呼。

② 鄗：或作“党”。

先大母邓安人，年七十时，患咳嗽发热。适先考以远庄发粜[1]，稽延逾旬，他医屡易方，益剧。最后有一医，谓年老当用补益，购药服之，几殆。急命与促归，审系外邪内陷，即疏小青龙汤，一服知，二服已。

先世母梁孺人，外感夹食，泄泻日数十行，用平胃加味，泻止。已而腹胀，时欲登厕而无便，了而不了，更数医，辄进行气疏降之品，旬日不愈。适先考远适，急促归，审证究脉已，检阅前方，即怒形于色，曰：此中气下陷，胡前后医者不省乃尔。即进补中益气汤，两帖而安。

光绪丙戌冬，内子患喉症，色暗红而痛甚，舌色淡红而无苔，他医以发散清解进，益剧。粒米不入，已三日矣，腹中饥甚难堪。时先考以戚友踵延，莫知去向，急访迎归。抵家，则命以川吴萸三两，研末，醋调炒热，敷右足涌泉穴。并预备肉汁，吹去浮油，煮糜粥以待。约一时，即觉喉中通畅，急索粥，尽三碗，毫无痛苦。嗣用六味地黄汤加味，二剂，疾如失。

光绪壬辰秋，伯章以院试获隽，捷报抵家，邻里盈门称贺。次小儿年未三岁，陡患惊风，目瞪口噤，肌冷，手足搐搦。先考即取家藏芪、术、姜、附等药，大剂煎灌，顷之而定。此等症候，方药是否，生死反掌，向非洞见脏腑，势必乱投他医，或迟疑误事，而竟于仓卒危疑之际，着手成春，则生平学识经验，洵匪夷所思矣。

李君希圣，与先考为世交，后辈患虚劳不愈，已半

① 粜：音 tiào，卖米。

年矣。先考为主小建中汤，并草医案授之。同时他医主补中益气，李君心疑两方互异，莫能决，终服补中益气汤增剧。改用小建中，一帖稍可，即守方服至三十余剂，疾竟霍然。

光绪乙未九月十二日，先考捐馆，年五十有七。其年十二月，有邵阳周某妻，肩舆踵门，云患虚劳逾年，更数十医，无一效者。服尊公前后三方数十帖，旧恙霍然，今来酬谢，并请善后方云云。乃取前所服方视之，皆黄芪建中加味，一遵仲景成法。伯章为疏归脾汤加味授之而去。窃思先考方治验案，于《伤寒》《金匮》二书，确有心得。其能愈痼疾，原非侥幸，惜皆散佚，今所搜录者，不过百中之一，则伯章不孝之罪，又何追焉。

《遯园医案》稿既成，携至星沙付印。适遇李君思澄，赞美先考审证之精，为伯章诵述一二。云其太夫人年四十时，患喉痛症，他医作虚寒白喉治，用芪、术、桂、附等药，驯至痰声漉漉，势甚危急。延先考至，曰：此乃疫症白喉，前药都系戈戟，改用解毒泻热之剂，数帖而瘳。又其先王母太夫人，年时六十，偶患右手微痛，色略红肿，医以为痈毒将发，用生黄芪四两，红花三钱，服之，益剧。更医又误认为虚寒，续进芪、术、桂、附数帖，危症蜂起，举家失措。先考作伤寒治，始逐渐痊愈，厥后遍体皮如蛇脱，延至一月有余，方始康复。兹故补录及之，亦以见先考之临症，非时俗所可及也。